Ralf Podszus
Ann-Catherin Karg

NOT**AUFNAHME**

Ralf Podszus
Ann-Catherin Karg

NOTAUFNAHME

Die lustigsten Patientengeschichten

Von **A** wie **Allgemeinmedizin** bis **Z** wie **Zahnmedizin**

riva

Bibliografische Information der Deutschen Nationalbibliothek
Die Deutsche Nationalbibliothek verzeichnet diese Publikation in der Deutschen Nationalbibliografie. Detaillierte bibliografische Daten sind im Internet über http://dnb.de abrufbar.

Für Fragen und Anregungen
info@rivaverlag.de

Wichtiger Hinweis
Ausschließlich zum Zweck der besseren Lesbarkeit wurde auf eine genderspezifische Schreibweise sowie eine Mehrfachbezeichnung verzichtet. Alle personenbezogenen Bezeichnungen sind somit geschlechtsneutral zu verstehen.

Originalausgabe
1. Auflage 2022

Türkenstraße 89 · 80799 München
Tel.: 089 651285-0 · Fax: 089 652096

Lektorat: Caroline Kazianka
Umschlaggestaltung: Sonja Vallant
Umschlagabbildung: iStock/drbimages, SebastianGauert, HRAUN, AaronAmat
Übernahme des Gestaltungsdesigns von: Schlenker pr GmbH & Co. KG, Liststraße 9, 70180 Stuttgart
Illustrationen im Innenteil: Elements.envato.com: candenstudio: 202; studiotopia: 202; yellowline_std: 203; Shutterstock.com: AnyaPL: 31, 137; Artco: 11, 71, 67, 77, 83, 93, 95, 99, 101, 133, 139, 153, 163, 183, 191; Auttapon Wongtakeaw: 61, 103; davooda: 23, 177; DStarky: 35, 87; indigo.diamond: 15, 17, 137, 173; Kirill Mlayshev: 41, 147, 181; lukpedclub: 27, 53, 111, 115, 153, 155, 196; popicon: 167; RaulAlmu: 45, 47, 57, 133, 143
Satz: Helmut Schaffer Grafik + Satz, Hofheim a. Ts.
Druck: CPI books GmbH, Leck
Printed in the EU

ISBN Print 978-3-7423-2232-6
ISBN E-Book (PDF) 978-3-7453-2005-3
ISBN E-Book (EPUB, Mobi) 978-3-7453-2006-0

Inhalt

Für
Feline Luise Tilda Liv

Hinweis

*Dies ist ein humoristisches Buch. Die beiden Autor*innen sind Journalist*innen und haben jedes Kapitel sorgfältig recherchiert. Mitunter fehlt jedoch aus stilistischen Gründen manche langweilige Information oder trockene Fakten wurden absichtlich verkürzt oder weggelassen, weil ansonsten der Unterhaltungswert darunter leiden würde. Der Humor steht klar im Vordergrund und hier ordnet sich alles Übrige unter.*

*Den Autor*innen ist Diversität sehr wichtig. Dennoch wird in diesem Buch nicht durchgängig gegendert, weil auch dies den Lesefluss stören könnte. Stattdessen wird in den einzelnen Kapiteln zwischen den verschiedenen Geschlechtern hin und her gewechselt, damit es so einen Ausgleich gibt.*

Vorwort

Ist Ihnen schon einmal etwas Lustiges oder Peinliches bei Ihrem Arzt passiert? Verkehrt herum auf die Behandlungsliege gelegt, versehentlich die Zimmerpflanze umgestoßen oder den verkehrten Raum betreten, in dem sich gerade ein Patient komplett entkleidet hat. Nein? Dann haben Sie bestimmt schon einmal Ihre Medikamente falsch eingenommen und vielleicht ein Zäpfchen heruntergeschluckt, im Narkosehalbschlaf den Krankenpfleger angebaggert oder Sie haben wenigstens Ihrem Kind einen vermeintlich coolen englischen Namen gegeben, in dem die Kinderärztin dann einen fetten Rechtschreibfehler entdeckt hat, so ähnlich wie im Kapitel »Kinderarzt/Kinderärztin (Pädiatrie)«? Auch nicht? Abwarten. Bei der nächsten Blasenentzündung, Magenspiegelung oder Zystenentfernung kommen Sie vielleicht ganz groß raus! Eventuell gehören Sie ja zu den Menschen, die sich zu gerne irgendwelche Gegenstände in Körperöffnungen schieben, die – bei aller Liebe – dort wirklich nichts zu suchen haben. Sollten Sie in diesem Moment lustvoll den Ansaugstutzen Ihres Staubsaugers anschmachten: kuriose Sexunfälle im Haushalt gibt es immer wieder. Sie lesen darüber dann etwas in diesem Buch. Patienten wie SIE, liebe Leserin, lieber Leser, tragen dazu bei, dass in geselligen Ärzterunden über die humorvollen Begegnungen mit den Kranken geredet wird.

Und davon gibt es einige. Ein niedergelassener Arzt behandelt am Tag circa 45 Patienten, das sind etwa 900 Patienten im Monat. Bei so vielen verschiedenen Kontakten kommt es immer wieder zu komischen, peinlichen und verrückten Situationen. Genau die verfolgen seit drei Jahren sechs Millionen Hörer und Hörerinnen bei »NotAufnahme – Die lustigsten Patientengeschichten«. In meinem Podcast erzählen Ärzte aus sämtlichen Fachrichtungen sowie Gesundheits- und Krankenpflegerinnen, was ihnen tagtäglich Sonderbares widerfährt. In der Audioserie gibt es alle zwei Wochen ein Humor-Update mit den besten Storys zum Lachen. Und in diesem Buch gehen wir erstmals chronologisch vor – von A wie Allgemeinmedizin bis Z wie Zahnmedizin. Einige Geschichten werden Sie aus dem Podcast kennen, andere Geschehnisse werden Ihnen neu sein.. Ergänzt durch neue Gedanken, Informationen und Recherchen – jedes Mal mit der Absicht, Sie zum Lachen zu bringen. Denn Lachen ist die beste Medizin.

Als bekennender Hypochonder gehe ich selbst natürlich regelmäßig zum Arzt. Erst wenn meine Hausärztin sagt, dass ich gesund bin, habe ich keinen Zweifel mehr. Zumindest bis ich die Praxis verlassen habe. Ärzte geben mir ein gutes Gefühl. Und viele Ärzte noch viel mehr bessere Gefühle. Und darum habe ich den Jackpot gezogen, als ich in eine Arztfamilie eingeheiratet habe. Auf einmal hatte ich sie alle um mich: Allgemeinmediziner, Chirurgen, Kardiologen, Sportmediziner und sogar Tierärzte. Bei jedem Halskratzen, bei Leberfleckverfärbungen oder Schnittwunden (ich bin sehr ungeschickt) brauchte ich künftig nur die Schwiegereltern, die Schwägerin oder irgendeine Tante oder irgendeinen Onkel der anderen Familienseite anzurufen. Dachte ich zumindest. Was ich nicht wusste: Ärzte versorgen alle Menschen – aber Mitglieder der eigenen Familie erst, wenn mindestens eine Gliedmaße ab ist und das Blut fontänenartig durch die Gegend spritzt. Diese Erkenntnis traf mich schwer. Dabei wird so viel Potenzial verschwendet! Mein Potenzial. Klage ich dennoch hin und wieder mein Leid (erst neulich entdeckte ich einen Knubbel an meinem Hals), ernte ich dafür Hohn und Spott. Selbst nach einem Deorollerwechsel und damit verbunden schmerzhaft geröteten Achseln habe ich für schnelle Therapie-Tipps lieber einer befreundeten Hautärztin ein Foto geschickt, weil die Familie darüber nur Witze gemacht hätte. Dabei brauchte ich für die Entrötung nicht weniger als zwei Wochen Cortison-Creme. Nichtsdestotrotz tauchen im Podcast einige Geschichten der Mischpoke auf, mit die besten – noch einmal danke dafür!

Wirklich immer verlassen kann ich mich übrigens auf einen Menschen: meine Frau. Leider ist sie keine Ärztin, hat tragischerweise aber genug Mediziner-Gene in sich, um sich wie der Rest der Verwandtschaft über meine gesundheitlichen Probleme lustig zu machen. Fast hätte unsere damals noch junge Beziehung ein jähes Ende gefunden, als mir nach einem unglücklichen Zwischenfall mit einem Zwiebelschneider dieser in Panik geäußerte Satz über die Lippen kam: »Ich will keine Bluttransfusion!« Dafür ist sie Journalistin. Und witzig. Für dieses Buch ein Glücksfall, denn so konnten wir beide über die lustigsten Patientengeschichten schreiben, die Mitarbeitende im Gesundheitswesen tagtäglich erleben. Es gibt also mehr Lesestoff für Sie, in den Sie jetzt ganz entspannt mit dem ersten Kapitel starten können. Oder möchten Sie lieber zuerst in die »Dermatologie« reinblättern, weil hier vielleicht weitere intime Peinlichkeiten vom Podcast-Moderator verraten werden? Schräg wird es dort auf jeden Fall. Schauen Sie zudem unbedingt bei der »Schönheitschirurgie« vorbei. Dort möchte ein Mann seine Hoden aufpumpen lassen, damit die Klöten künftig krass klobig sind. Wie viele Spinnen auf dem Kopf einer Frau leben können, erfahren sie in der »Apotheke«. Im »Hospiz« darf ebenfalls gelacht werden, wenn ein Patient nicht lange, aber dafür lichterloh fackelt. Und apropos Tod: In der »Pneumologie« streiten sich zwei Frauen leidenschaftlich vor einem Krankenbett, auf dem ein kurz zuvor Dahingeschiedener ruht. Wie auch immer Sie sich entscheiden: Wir freuen uns, wenn Sie dieses Buch lesen, ob nun von A bis Z oder nach Ihrem eigenen System. Viel Freude damit! Und bleiben Sie gesund – oder vielleicht werden Sie doch krank und sorgen bei Ihrem Arzt-Besuch dafür, dass es demnächst weitere lustige Patientengeschichten gibt.

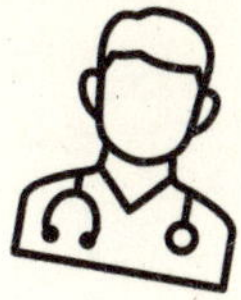

Allgemeinmedizin

Klackerdiklack, der Finger ist ab!

Es gibt Geräusche, die man nie wieder vergisst: die Klospülung, die das in der Gesäßtasche aufbewahrte und beim Herunterziehen der Hose in die Toilettenschüssel gefallene neue Smartphone dem Untergang weiht. Das Motorengeräusch des mühsam zusammengejobbten Autos und natürlich den ersten Schrei seines Kindes. Und manche Ereignisse werden akustisch gleich derart eindrücklich begleitet, dass sie eines subtil wirkenden Horrorschockers würdig wären. Wie das Klack klack, klack klack, klack klack. Dazu gleich mehr.

Eine Hamburger Allgemeinmedizinerin befand sich mit ein paar Kollegen gerade in ihrer gemütlichen Mittagspause in ihrer Gemeinschaftspraxis auf St. Pauli, als es plötzlich wild an der Tür klopfte. Warum ein derartiger Aufruhr durchaus geboten war, erschloss sich beim Anblick der verursachenden Patientin ziemlich schnell. Im Rhythmus des Pulsschlags spritzte ihr in Fontänen das Blut aus einem ihrer Finger, dem ein ganzes Stück fehlte. Genauer gesagt handelte es sich um das komplette letzte Glied, das beim Zuwerfen der Autotür leider auf der falschen Seite zurückgeblieben und abgetrennt worden war. In ihrem Schock war die Patientin dennoch geistesgegenwärtig genug gewesen, das abgehackte Fingerstück, von dem sie hoffte, dass es wieder angenäht werden könne, mitzunehmen.

Während sich in der Praxis ein Arzt samt zweier Medizinischer Fachangestellter um die Frau kümmerten und sie bis zum Eintreffen des Notarztes betreuten, wollte die Allgemeinmedizinerin das eventuell noch zu kittende Glied möglichst fachmännisch verpacken. Das Erste, was ihr dabei in die Hände fiel: ein Urinbecher. In diesen steckte sie also den letzten Teil des Fingers, an dem sich ein langer, knallrot lackierter Nagel befand. Und immer dann, wenn sie den Urinbecher bewegte, klackerte der Nagel mit blutigem Fleischanhang gegen die Plastikwand. Klackklack, klackklack, klackklack. So lange, bis der Notarzt endlich eintraf, die Patientin samt ihrem abgetrennten Fingerglied abtransportierte und der bis dato beherrschten Ärztin dann erst mal die Gesichtszüge entglitten.

Immerhin war der schaurige Zwischenfall für sie schnell vorbei und die Gedanken daran kommen künftig nur noch beim Anblick von Urinbechern zurück. Während die Patientin ein Leben lang an ihren Unfall erinnert werden wird: Zu groß war die nervenschädigende Splatterei gewesen, als dass das fehlende Fingerglied wieder hätte angenäht werden können. Ein Gutes konnte die Teilamputierte der Sache dann aber doch abgewinnen, wie sie ihrer Ärztin später grinsend erzählte: Das Lackieren von neun statt zehn Fingernägeln bedeute immerhin eine nicht zu vernachlässigende Zeitersparnis.

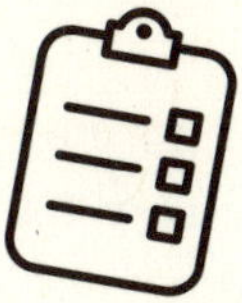

Anästhesie

Wer schläft, hat davor nicht gesündigt

Nicht viele Menschen können bei Party-Gesprächen behaupten, dass im Monat über 100 flüchtige Bekanntschaften neben ihnen einschlafen. Anästhesisten und Anästhesistinnen können das. Sie sind jedoch nicht Super-Casanovas, One-Night-Stand-Götter oder haben den unwiderstehlichsten Schlafzimmerblick, sie machen einfach ihre Arbeit. Bei den meisten Berufen ist es die ultimative Beleidigung, wenn bei der Ausübung des Jobs die Kundschaft einschläft. Narkosefachärzte haben bei einem hundertprozentigen Schlummerergebnis dagegen alles richtig gemacht. Ein weiterer Party-Angeber-Punkt: Sie führen die Liste der höchsten Knockout-Quote an ... Außerdem sorgen die Verantwortlichen für das Extrem-Chillen dafür, dass die Operation schmerzfrei und im Schlaf stattfinden kann. Auch hier können die Dämmer-Diener wieder bei einer Party angeben, denn sie mixen den perfekten Cocktail. Einen Schlaf-Cocktail. Und der besteht oft aus einem Schlafmittel, einem Schmerzmittel und einem Mittel, welches die Muskulatur erschlaffen lässt. Da klingt Schlaf so schön unschuldig. Das Narkose-Nickerchen ist jedoch ein reversibles Koma. Also kurz mal Koma und zurück. Dieser Kunst-K.-o. knipst das Bewusstsein komplett aus – zusätzlich das Reaktionsvermögen und die Schmerzen. Weil das Luftholen ebenfalls nicht mehr selbstständig funktioniert, muss jeder Patient und jede Patientin während einer Vollnarkose künstlich beatmet werden.

Beim Narkotisieren läuft allerdings nicht immer alles glatt und der Verwirrtheitszustand nach dem künstlichen Tiefschlaf kann unberechenbar sein (mehr dazu im Kapitel zum Aufwachraum). Der Tiefschlaf-Treffer gelingt nur, wenn die richtige Dosis Narkotika in die Vene gespritzt wird oder genug Xenon-Gas durch eine Maske zum Inhalieren strömt. Bei mir selbst ging dieser Vorgang auf dem OP-Tisch einmal schief. Der Anästhesist sagte in seinem besten Party-Angeber-Ton: »Zählen Sie jetzt einmal bis zehn. Das werden sie nicht mehr schaffen.« Und ich zählte. Langsam. Eins. Zwei. Drei. Vier ... Bei 17 meinte mein Döse-Doktor genervt, dass ich bitte aufhören solle. Sorry. War ja nicht mein Fehler. Vielleicht lag die Venenkanüle nicht richtig in der Vene – dann gelangt das Medikament lediglich in die Haut und kann nicht wirken.

Bei einer anderen Operation strömte bereits das Mein-Gehirn-wird-jetzt-so-was-von-heruntergefahren-Gas in meinen Körper. Die Vene war also richtig getroffen und der Schlummer-Trunk macht sich dann richtig breit im Blutkreislauf. Ich bemerkte, wie alles an mir wabbelig wurde, inklusive meiner Gedanken. Dennoch brachte ich es noch kurz vor dem kompletten Abschalten zu einem Flachwitz und fragte den Anästhesisten: »Wird der Chirurg hier wirklich Zitterheini genannt?« Der Messerwetzer im Hintergrund hörte dies und lachte laut auf. Eine wirklich blöde Idee, den Chirurgen zum Lachen zu bringen, kurz bevor er meinen Körper zehn Zentimeter aufschlitzen muss. Und mit diesem Bild des wiehernden Arztes ging ich dann direkt in meinen Albtraum. Beim Aufwachen kontrollierte ich sofort, ob ich mit dem dummen Spruch nicht selbst eine Zitternarbe verursacht hatte. Zum Glück hatte der Lachflash des Schnibbel-Virtuosen wohl nicht lange angehalten und er hatte konzentriert das Skalpell schwingen können.

Die Kunst eines Anästhesisten besteht darin, Dauer und Tiefe des Schlafes immer richtig einzustellen. Wie viel Schlaf-, Schmerz- und Muskelerschlaffungsmittel sind für die jeweilige Operation nötig? Ein dünner Mann oder eine dicke Frau brauchen unterschiedlich viel von der Substanz, die für das Wegdösen verantwortlich ist. Nicht nur das Gewicht, auch die Größe, das Alter, die Fitness, Tätowierungen, Piercings, Vorerkrankungen, Medikamenteneinnahmen oder Tabak-, Drogen- und Alkoholkonsum spielen für die Berechnung des Schlafcocktails eine entscheidende Rolle. Deshalb sprechen die für das problemlose Pennen Verantwortlichen vor der OP mit den zu Behandelnden. Dieses Gespräch ist außerdem wichtig, weil viele Patienten und Patientinnen Sorge vor dem bevorstehenden Kontrollverlust haben, wenn sie nicht mehr Herr (oder Frau) ihrer eigenen Sinne sind und jemand mit einem weißen Kittel ihr Gehirn austrickst. Einfühlsame Gespräche vor dem Eingriff können diese Angst nehmen.

Dabei können wir wirklich heilfroh sein, dass wir nicht vor dem 19. Jahrhundert leben. Berauschende Stoffe und Opium wurden bereits in der Antike benutzt und milderten, wenn auch mehr nach Zufallsdosierung, den einen oder anderen Schmerz. In den folgenden Epochen wurde dieses Wissen wieder vergessen – und fortan musste jeder die Zähne zusammenbeißen, wenn ein medizinischer Eingriff notwendig war. Wem nach einer Schlacht im Dreißigjährigen Krieg ein Bein amputiert werden musste, der wäre vor der Säge-Aktion sicherlich happy gewesen, ein Medizingespräch über bevorstehenden Kontrollverlust zu führen. Stattdessen wanderte ein Beißholz oder ein Beißstab zwischen die Zähne – und die Redewendung »mit einem Bein im Grab stehen« war alles andere als nur eine Redewendung. Wer das Gliedmaßen-Massaker überlebte, hatte dennoch eine gute Chance, draufzugehen: Denn *ein* einziges Beißholz wanderte massenhaft von Mund zu Mund ...

Warum aber wurde das Wissen um schmerzstillende Mittel wie Opium über Jahrhunderte vernebelt? Die Kirche ist schuld! Wenn jemand leiden musste, dann hatte das schon seinen Grund. Der Schmerz wurde als Prüfung betrachtet. Leiden war total angesagt. Verdächtig waren die Menschen, welche gesund und glücklich durchs Leben gingen. Und wer gar mit Tinkturen sein Joch verbessern wollte, lief Gefahr, kurze Zeit später auf einem wärmenden Scheiterhaufen zu brennen. Ab dem 16. Oktober 1846 wurde dann weniger gelitten. Der Zahnarzt William Thomas Green Morton führte damals in Boston publikumswirksam eine Betäubung mit Äther vor – die Geburtsstunde der modernen Anästhesie. Und wahrscheinlich das einzige Mal, dass Menschen keine Angst vor einem Zahnarzt hatten.

Doch zurück zu den voroperativen Aufklärungsgesprächen – und zu der nicht unrelevanten Frage nach den Noxen. Dieses merkwürdige Wort bezeichnet Stoffe, die man einnimmt und die eine schädigende Wirkung auf den Körper haben. Lustigerweise heißen diese Lebensverkürzer im allgemeinen Sprachgebrauch »Genussmittel«. Und über die muss der Anästhesist mit seinen Patienten bei der Anamnese sprechen. Wenn im Vorgespräch nicht geklärt werden kann, wie viel Fusel freiwillig durch den Blutkreislauf rauscht, wird vielleicht zu wenig Schlafmittel dosiert, und dies kann bei der OP fatale und schmerzhafte Folgen haben. Ein Patient aus Köln antwortete seinem Anästhesisten auf die Frage, wie viel Alkohol er am Tag zu sich nehme: »Ja normaaal!« Auf die Nachfrage, was denn für ihn normal sei, meinte er: »So ein, zwei Flaschen.« Der Arzt machte sich also eine Notiz und schrieb auf, dass sein Patient ein bis zwei Flaschen Bier am Tag trinke. Große erstaunte Augen verfolgten das Gekritzel auf dem Anamnese-Bogen und schließlich korrigierte der Patient: »Wieso Bier? Wodka!« Jemand, der so viel Alk am Tag in sich reinpumpt, benötigt viel mehr Narkosemittel als jemand, der sich mal ein Gläschen Wein gönnt oder ein hippes dunkelviolettes Bier mit Rosmarin und Crème de Cassis. Narkosemedikamente sind in gewisser Hinsicht auch Drogen. Muss die Leber regelmäßig einen rücksichtslosen Rauschmittelkonsum aushalten, dann wird sie mit sämtlichen Einschläferungsdrogen genauso fertig. In dem Fall wird die zwei- bis dreifache Dosis OP-Schlaf notwendig sein. Vielleicht muss bei so einem Alkoholkonsum sogar in einer der nächsten Behandlungen die Leber generell geflickt werden. Wer eine Leberzirrhose durchleidet, kann gleich dauerhaft mit einem Beißholz zwischen den Zähnen durchs Leben gehen.

Auch vermeintliche Körperverschönerungen können im Übrigen die Operation beeinträchtigen. So müssen sämtliche Piercings abgenommen werden – egal wie viele und wo diese in der Haut stecken. Wenn die Chirurgin mit einem Elektrokauter arbeitet, der Venen und Arterien verödet und Gewebe schneidet oder vollständig entfernt, dann entsteht Strom, der über den Körper abgeleitet wird. Metalle im Körper können sich dabei erhitzen und zu üblen Verbrennungen führen. Die Piercings würden sich bei dieser Hochfrequenz-Chirurgie mit dem Elektroskalpell regelrecht aus dem Patienten herausbrennen. Die Erklärung dieses Vorgangs geht den Piercing-Fans meist regelrecht unter die Haut und motiviert sie recht schnell, ihren metallenen Körperschmuck aus Augenbrauen, Bauchnabeln, Brustwarzen, Lippen, Nasenflügeln, Ohrläppchen, Zungen oder sonst wo herauszunehmen.

Mitunter stecken jedoch ganz andere Gegenstände in Körpern, zum Beispiel im »sonst wo«. Bei einer Operationsvorbesprechung in München wurde eine Frau von einer älteren Ärztin und einem Arzt im Praktikum zu ihren Gewohnheiten und ihrem Körper befragt. Der junge Krankenhaus-Kollege übernahm die Gesprächsführung und arbeitete Stück für Stück sämtliche Fragen der OP-Checkliste ab. Schließlich fragte er, ob sich irgendwelche Metalle im Körper befänden. »Ja, ich habe eine Spirale in meinem Körper«, antwortete seine Patientin wahrheitsgemäß. Verdutzt schaute der Narkotika-Newcomer erst seine Vorgesetze an, drehte sich wieder zurück, machte große Augen und meinte dann: »Wo wäre denn diese Spirale?« Frauen können mit einem kurzen Nicken ganze Gespräche führen und mit einer leichten Kopfbewegung Richtung Patientin machte die Ärztin deutlich, dass sie im Anschluss an die Anamnese ihren Auszubildenden beiseitenehmen und ihm im Schnelldurchlauf verschiedene Verhütungsmethoden erklären würde, weil dies seine Eltern offenbar vergessen hatten. So kann es also durchaus passieren, dass vor einer OP nicht nur die Patientin, sondern auch der Narkosearzt aufgeklärt werden muss.

Apotheke

Die spinnt doch!

Normalerweise kommen Apotheker erst ins Spiel, wenn die Diagnose bereits feststeht. Doch dieser haarige Fall wäre ohne die guten Augen eines Pharmazeuten wohl nicht so schnell geklärt worden.

Eine Frau suchte in der Apotheke Hilfe und Beratung bezüglich eines durchaus unangenehmen Hautausschlags in ihrem Gesicht, dessen Herkunft ihr völlig schleierhaft war. Der Apotheker verwies die Stammkundin an einen Hautarzt, der den Ursprung der roten Stellen aber ebenfalls nicht eruieren konnte. Eine Cortisonsalbe sollte es richten, weshalb die Frau mit entsprechendem Rezept wieder den Apotheker ihres Vertrauens aufsuchte. Und dem stockte mitten im Aufklärungsgespräch über Art und Weise der Anwendung der Atem, als er es im Haar seines Gegenübers plötzlich krabbeln sah.

Doch nicht etwa Läuse spazierten darin herum, sondern Spinnen! Daumengroß, kurzbeinig und kompakt krabbelten sie hoch und runter, während die Frau von alledem rein gar nichts mitbekam. Ein Schock für den Apotheker, der, um der ahnungslosen Kundin eben diesen zu ersparen, ihr seine Beobachtung so schonend wie möglich beizubringen versuchte. Vielleicht zu schonend. Denn glauben konnte die Frau die achtbeinige Ungeheuerlichkeit erst, nachdem der Apotheker einen Spiegel geholt und sie sich selbst von der Existenz der blinden Passagiere überzeugt hatte. Schreiend rannte sie davon. Die Spinnen in ihrem Haar nahm sie mit, ihre Handtasche ließ sie in der Panik zurück.

Wie sich später herausstellte, war Spider-Woman direkt in die Praxis ihres Hautarztes geeilt, der die Arachniden nun ebenfalls sah und den ominösen Ausschlag als Bisse identifizierte. Entstanden wahrscheinlich des Nächtens, während die Patientin schlief und die Spinnen auf Erkundungstour über ihr Gesicht krabbelten ...

Doch wie in aller Welt konnten sich die Gliederfüßer einnisten bei der Frau, deren Erscheinungsbild durchaus gepflegt war? Im Bemühen, ihrem Haar etwas Gutes zu tun und es auf natürliche Weise regenerieren zu lassen, hatte sie es längere Zeit nicht gewaschen. Quasi eine Schutzzone für die Spinnen, die wahrscheinlich während einer Waldwanderung auf ihrem Kopf gelandet waren und sich im flauschigen Haupthaar ungestört vermehren konnten.

Einmal Ejakulat-Creme zum Mitnehmen, bitte

Ein bisschen ist es so wie Stille Post, was eine Pharmazeutisch-technische Assistentin (PTA) Tag für Tag bei ihrer Arbeit in einer Apotheke erleben kann. Denn was tatsächlich auf den Pillenverpackungen steht und in der Werbung angepriesen wird, hat oft nur wenig mit dem gemein, was die Kunden und Kundinnen vor Ort verlangen.

Auch einer im Umgang mit allerlei Chemikalien geschulten PTA kann kurz mal komisch werden, wenn ein Kunde frisch von der Leber weg »Atom-Aspirin« bestellt. In Wahrheit plant der oder die dann jedoch meist keinen nuklearen Erstschlag, sondern hat einfach nur Kopfschmerzen. Und gegen die hilft neben dem schnöden Aspirin eben auch Thomapyrin – kapiert?

Noch so ein Satz, der Pillenverchecker stutzig macht: »Ich hätte gerne ein paar Implantate.« Quasi ungebremst wandert der Blick dann zur oberen Körpermitte und kann eine eigene Einschätzung der Sachlage evozieren, aber wirklich gedient wäre der Kundin damit nicht. Denn unabhängig davon, wie man selbst zu plastischer Chirurgie steht – bei Halsschmerzen ist sie, im Gegensatz zu Halspastillen wie Ipalat, auf keinen Fall angeraten.

Nicht nur für Hobby-Handwerker einigermaßen überraschend wird in der Apotheke zuweilen gerne »Laminat« verlegt, äh, verlangt. Und auch hier wünschen sich die Kunden selten einen neuen Bodenbelag für ihre Butze, sondern wollen ein durchaus nerviges Zipperlein loswerden: Pilzinfektionen, zum Beispiel am Fuß, die sich unter anderem mit Lamisil behandeln lassen.

Dass der Name ihres Produkts irgendwie suboptimal gewählt wurde, scheint den Herstellern eines Saftes, der gegen Bronchitis helfen soll, durchaus bekannt. »Unaussprechlich, aber ausgesprochen gut« lautet deshalb der Claim zum pflanzlichen und rezeptfreien Gebräu, das in der Apotheke gerne als »Umbalumba« geordert wird. Was klingt wie die Bestellung des achten Lumumba von Malle-Michi, drückt in Wahrheit das Begehr nach Umckaloabo aus.

Als Apotheken-Fachkraft kritisch hinterfragen sollte man ebenfalls die Bestellung einer »Ejakulat-Fettcreme«. Hilfreich bei trockener Haut und Neurodermitis soll die sein und ist in Wahrheit eine Elacutan-Creme. Der enthaltene Wirkstoff ist übrigens Harnstoff und so erschließt sich immerhin, welch gedankliche Verbindung für die Verwechslung sorgt.

Und dann gibt es da noch einen Online-Dienst der immer dann Rettung verspricht, wenn zwei Leute miteinander kommunizieren, die unpraktischerweise nicht dieselbe Sprache sprechen. So erschien eines Tages eine Kundin in einer Cottbusser Apotheke, die offenbar beim Joggen gewesen war. Sie zeigte auf ihren unteren Rücken und sagte »Aua«, weshalb die PTA auf einen schmerzhaften Muskelkater oder eine Zerrung tippte. Sie zog also ein Präparat mit entzündungshemmendem und schmerzlinderndem Wirkstoff aus einer Schublade hervor und wollte es der Kundin eben geben, als diese ihren Google-Übersetzer bemühte. Zum Glück, wie sich herausstellte, denn tatsächlich erschien folgende, in ihrer Drastik durchaus überraschende Frage auf dem Display: »Kann ich mir das in mein Arschloch stecken?« Was die Dame in Wahrheit benötigte, war übrigens eine Salbe gegen Hämorrhoiden.

Auch nicht vornehmer drückte sich ein älterer Herr aus, der zwar grundsätzlich derselben Sprache wie die PTA mächtig war, sich aber trotzdem missverständlich ausdrückte. Er brauche etwas gegen »ultimativen Durchfall«, sagte er und bekam eine ganze Reihe geeigneter Medikamente vorgeschlagen. Zweifelnd, dass sein Problem richtig verstanden worden war, fragte er noch einmal nach, ob denn klar geworden sei, was er wolle? Er suche etwas gegen starken Durchfall, antwortete die Pharmazeutisch-technische Assistentin etwas perplex und wurde dann noch mehr überrascht. »Nein!«, entfuhr es dem Mann. »Ich habe Verstopfung und möchte bitte wieder richtig kacken können.« Und wieder wäre ein Besuch in der Apotheke beinahe nach hinten losgegangen ...

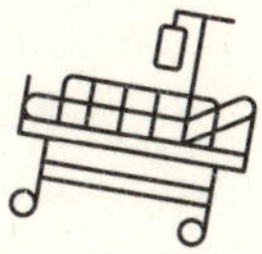

Aufwachraum

Wo Wettschwimmer, Weltall und Wahnsinn verwundern

Nach der Operation ist vor der Blamage im Aufwachraum ... Wer zu Hause im Schlaf spricht, schnarcht, mit den Zähnen knirscht, sich intensiv im Bett bewegt, stark zittert oder gar schlafwandelt, geht nur seinem Partner oder seiner Partnerin auf die Nerven. Im Krankenhaus kann die Darbietung beim Schlummern schnell zum Stationstalk werden – etwa wenn die peinliche Quasselei mit geschlossenen Augen so manches intime Detail offenlegt.

Es passiert nicht selten, dass Patienten nach einer Operation verwirrt und verstört aufwachen oder sogar halluzinieren. Die vorübergehende Bewusstseinsstörung ist das sogenannte delirante Syndrom, kurz Delir. Diese ernst zu nehmende Verwirrtheit muss vom medizinischen Fachpersonal überwacht werden. Meist hält der Zustand der kognitiven Störung nur ein paar Minuten nach dem Aufwachen aus der Narkose an. Es gibt jedoch Menschen, die deutlich länger delirieren – Stunden und selbst Tage. Mitunter gibt es aus den Halluzinationen sogar kein Zurück mehr! Die richtige Narkosedosis kann helfen, diesen Albtraum zu vermeiden. So haben Mitarbeitende der Anästhesie eine verantwortungsvolle Aufgabe, wenn sie den Zustand ohne Bewusstsein künstlich für die Operation herbeiführen (gerne zurückblättern und nun mit noch mehr Hochachtung das Kapitel zur Anästhesie durchlesen).

Nach der OP müssen kontinuierlich die Vitalfunktionen der frisch vom Behandlungstisch in den Aufwachraum oder die Aufwachzone Geschobenen beobachtet und gegebenenfalls einfühlsam betreut werden. Ein Wiedersehen mit dem Anästhesisten oder mit der Anästhesistin ist da möglich, denn diese schauen sich die Dösenden genau an und checken, ob hinter den geschlossenen Augen ein Delir lauert. Der Aufwachraum ist also ein unverzichtbares Betätigungsfeld der Narkose-Experten. Und hier fühlen sie sich dann oft wie auf einer schlechten Party: Fremde Menschen erzählen ihnen irgendeinen Quatsch, haben den totalen Laberflash und man kann ihnen nicht aus dem Weg gehen. Dummes Delir!

Das »wieder Zurückkommen« aus dem Zustand ohne Bewusstsein endet häufig erst einmal in einem Zwischenstadium zwischen Traum und Realität. Genug Raum also für den täglichen Wahnsinn ...

Ein 93-Jähriger auf einer Intensivstation musste mehrere Tage beatmet werden, lag im künstlichen Koma und wachte schließlich nach einer längeren Operation auf. Kurz nachdem der Beatmungsschlauch aus seinem Rachen entfernt war, öffnete der alte Mann blitzschnell ein Auge, schaute damit die Krankenschwester an seinem Bett an und sagte: »Verdammt! Ich bin ja immer noch hier.« Die Schwester war sehr froh, dass ihr Patient offenbar alle Strapazen gut überstanden hatte, und überbrachte die gute Nachricht, dass er am Leben sei. Die grimmige Antwort vom Ex-Intubierten: »Das war nicht mein Plan.« Sprach's, kniff energisch beide Augen zu und rief: »Ich sterbe jetzt!« Und während der vom möglichen Ableben Begeisterte minutenlang seine Augenlider fest zusammenpresste, entgegnete nach einer Weile neben ihm an seinem Bett die robuste Stimme der Realität: »Sterben werden Sie so nicht. Allerhöchstens machen Sie mir gleich ins Bett.«

Ein anderer Aufwacher vollführte beim Öffnen seiner Augen automatisch mit seinen Armen Schwimmbewegungen. Darauf angesprochen, erklärte der frisch Operierte, er müsse ja schwimmen, damit er nicht untergehe. Und überhaupt: Was für eine blöde Frage! Sein Seepferdchen machte der Trocken-Schwimmer trotzdem nicht mehr – die Bettdecke auf seinem Körper und der Infusionsschlauch in seiner Vene machten ihn offenbar doch stutzig.

Auch denken manche Aufwachraum-Angehörige vollgepumpt mit Anästhetika, dass sie schwerelos im All herumfliegen. Da stören natürlich die Fragen des Klinikpersonals, wer man denn so sei, ob heute Dienstag oder Freitag sei und warum zur Hölle die Arme und Beine die ganze Zeit kreisen. »Lass mich in Ruhe weiterschweben. Das ist noch eine ziemliche Strecke bis zur Sonne« – an diesem Ort ist so eine Antwort nicht verwunderlich.

Menschen, die in einer Bar am Tresen arbeiten, bekommen regelmäßig Handynummern zugeschoben. Auch das Flirten im Aufwachraum ist keine Seltenheit. Was jedoch in der Bar bei vollem Bewusstsein geschieht (okay, nach drei Mai Tai ist es mehr voll als bewusst), wird nach der OP im Krankenhaus eher vom Narkosemittel gesteuert. Vollgepumpt mit solchen Substanzen für den Schlaf, die Muskelentspannung und die Schmerzstillung zielt der Pfeil von Amor auf irgendeinen x-beliebigen Weißkittel, der gerade neben dem Bett steht und die Vitalwerte überwachen muss. Echte Liebe sieht anders aus. Und darum müssen Mitarbeiter und Mitarbeiterinnen im Aufwachraum auch aufpassen, denn sind die liebestollen Ex-Narkotisierten wieder Herr (und Frau) ihrer Sinne, erinnern sie manchen von ihnen begonnenen Flirt schlichtweg als Belästigung und verklagen das Krankenhaus. Beginnt also plötzlich ein Flirt-Szenario, holt das Klinikpersonal schnell Verstärkung, um später bezeugen zu können, dass das Anbaggern sehr einseitig war.

Die Vitalwerte der Patienten werden vom Klinikpersonal noch eine Weile beobachtet, bevor der Ort des Aufwachens schließlich verlassen werden darf. Wer in dieser Zeit bereits seine persönlichen Sachen zurückbekommt, weil er auf den ersten Blick erfolgreich aus dem Reich der Träume zurückgekehrt zu sein scheint, kann damit durchaus Blödsinn anstellen – wenn der Verstand eben doch noch nicht so klar ist. Zu den persönlichen Sachen gehört ja oft das Smartphone. Es ist in einem Krankenhaus in Bergisch Gladbach schon vorgekommen, dass ein Patient mit seinem Handy die Polizei verständigt und ins Telefon geflüstert hat: »Ich werde hier festgehalten. Kommen Sie schnell vorbei und holen Sie mich raus!« Die Polizei und die Feuerwehr kennen sich mit Menschen aus, die nicht zurechnungsfähig sind. Und wenn jemand aus einer Klinik um Hilfe ruft, fragen sie dort zuerst nach, ob alles in Ordnung ist – und kommen dann gar nicht erst vorbei. Mitarbeitende eines Krankenhauses haben also im Grunde die beste Voraussetzung, um heimlich Patienten zu entführen. Niemand glaubt den frisch Operierten! Eine gruselige Vorstellung. Vielleicht sollte doch einmal kurz ein Streifenwagen nach Bergisch Gladbach?

In der ukrainischen Hauptstadt Kiew wurde eine junge Frau an ihrem Blinddarm operiert und kam nach diesem Eingriff kurze Zeit später wieder zu sich. Benommen von der Vollnarkose kämpfte sie sich tapfer Richtung Toilette, weil sie nach dem Wachwerden dringend Wasser lassen musste. Sie torkelte an einem anderen Bett vorbei und bemerkte, dass dort eine weitere junge Frau tief und fest schlief. Auf der Toilette kam ihr dann irgendetwas sehr merkwürdig vor, jedoch konnte sie dies nicht genauer definieren, da ihr Geist noch mächtig betäubt war. Sie taumelte zurück in ihr Bett und schlief sofort wieder ein. Schließlich wachte sie auf, der Narkose-Schlaf-Nebel verzog sich aus ihren Sinnen und die Denkmurmel war wieder voll auf Empfang. Plötzlich wusste sie, was hier ganz und gar nicht stimmt: Sie trug eine fremde Unterhose. Zwar passte der falsche Schlübber perfekt, doch das schmälerte das Unbehagen darüber keineswegs. Wie sich herausstellte, waren die Höschen der beiden frisch operierten Damen vertauscht worden. Als auch die Bettnachbarin zurück in der Realität war und ihre Augen öffnete, wurden diese schlagartig weiter aufgerissen, als sie auf die Unterhosen-Unstimmigkeit angesprochen wurde. Ein Blick Richtung Bikini Zone brachte die Bestätigung: die andere Patientin war ihr mit der Untenrum-Erkenntnis im Schritt einen Schritt voraus. Die beiden Frauen haben sich dann noch weiter ausgetauscht – und zwar im wahrsten Sinne des Wortes.

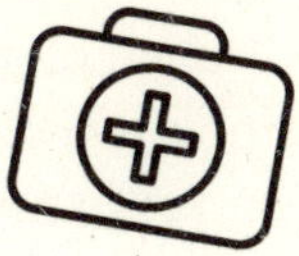

Auslandseinsätze

Sei lieb zu Mami und leg dich nicht an den Strand!

Ein guter Kiosk kann in vielen Lebenslagen die Rettung sein: An heißen Tagen lockt Erfrischung in Form von Stileis und gekühlten Getränken, den lang ersehnten Feierabend versüßt die Bio-Kräuterlimonade oder ein gepflegtes Bierchen und in der größten Not kann man seine letzte Hoffnung immer noch auf einen Lottoschein setzen. In Argentinien aber führen ausgewählte »Kiosco« einen Artikel, den man hierzulande vergeblich in einem Büdchen sucht: Sekundenkleber.

Den großen Reibach mit dem klebrigen Gel machen dabei vor allem jene Späti-Besitzer, die ihr Geschäft in unmittelbarer Nähe von Krankenhäusern betreiben. Denn dorthin, erinnert sich ein Detmolder Internist mit Auslandserfahrung, werden gerne die Angehörigen von Patienten oder Patientinnen mit Kopfplatzwunden geschickt. Klafft die Haut nicht allzu weit auseinander, verzichtet die Ärzteschaft gerne einmal aufs Nähen oder Klammern und greift in Ermangelung des speziellen Wund- und Hautklebers, der sich mit zunehmender Heilung der Wunde von allein auflöst, auf das zurück, was sich im Alltag eben bewährt hat.

Doch nicht nur im Falle von Sekundenkleber ist es für Argentinier und Argentinierinnen äußerst unklug, sich vorschnell mit der eigenen Sippschaft zu verzanken. Wer ins Krankenhaus muss, kann im Einzelfall nämlich auch allerlei Medikamente brauchen. Und die gibt es dort nicht etwa fein geordnet im vorbereiteten Tablettenspender auf dem Nachttischchen. In argentinischen Krankenhäusern werden normalerweise lediglich die Rezepte ausgestellt, mit denen die Verwandten dann tunlichst in die Apotheke eilen.

Und weil in dem südamerikanischen Land nicht nur bei freudigen Ereignissen gerne alles zusammenkommt, was nur entfernt verschwippschwägert ist, sind die Patientenzimmer oft ziemlich voll. Irgendwann werden die Witze über Onkel Santiago und Tante Agustina aber auch mal schal und dann freut man sich über ein bisschen Action. Genau so war es bei einem Patienten, bei dem sich seit einer gefühlten Ewigkeit kein Arzt hatte blicken lassen. Untersuchungen – Fehlanzeige, bis endlich eine junge Assistenzärztin und ein junger Assistenzarzt aus Deutschland auftauchten und den Betagten mitnahmen. Geröntgt sollte er werden, was bei der gesamten Großfamilie wahre Freudesstürme auslöste. Mit großer Heiterkeit wurde das Trio verabschiedet und kurze Zeit später wieder begrüßt. Einzig die Krankenschwestern schauten etwas bedröppelt aus der Wäsche. Warum? Dies enthüllten sie den beiden Deutschen abseits der Großfamilie auf Nachfrage: Der geröntgte Patient hätte gar nicht durchleuchtet werden sollen, sondern sein Zimmernachbar. Da sie aber die Freude und Dankbarkeit in den Augen der Verwandten gesehen hatten, brachten es die Krankenschwestern nicht übers Herz, diese so jäh mit einer Klärung zunichtezumachen.

Nicht nur die Familienangehörigen in Argentinien müssen häufig Hospitalaufgaben erledigen. Gute 10 000 Kilometer entfernt ist es auf dem afrikanischen Kontinent ebenfalls vollkommen normal, dass Eltern, Geschwister, Onkel und Tanten das Essen für ihre kranken Verwandten heranschaffen. In einem Krankenhaus in Tansania war dies ebenfalls die Regel. Mitten im Busch gelegen und aufgrund hoher Temperaturen ohne Fensterscheiben, konnten die Patientinnen ihren draußen campierenden Verwandten immerhin ihre Essenswünsche direkt zurufen. Tage-, wochen- und teils monatelang befanden sich die Familien dann in und rund um die Klinikeinrichtung. Denn unabhängig von ihrem Gesundheitszustand durften die (Ex-)Kranken es erst verlassen, wenn jemand ihre Rechnung bezahlte und sie damit auslöste. Das aber konnte dauern.

Man muss aber gar nicht so weit reisen, um auf Gepflogenheiten zu stoßen, die zumindest diskussionswürdig sind. So war es in einer Prager Kinderklinik Usus, dass sich das ärztliche Personal den Klinikalltag regelmäßig schöntrank. Ganz selbstverständlich wurden in der dortigen Kantine schon mittags Bier und Rotwein ausgeschenkt und von einem großen Teil der Belegschaft konsumiert. Skrupel, dass die Arbeit unter dem Alkoholpegel leiden könnte, hatte dort niemand. Und Sorgen, dass die beschwipsten Ärzte im Zweifelsfall mit Klinikclowns verwechselt wurden, offenbar auch nicht. Eine Gelassenheit, die auf eine merkwürdige Art irgendwie auch beruhigend wirken kann.

Über ein kleines Beruhigungströpfchen hätte sich sicher ein Pilot gefreut, der nach einem Brasilienflug ärztliche Hilfe suchte. Denn diesen einen Satz möchte man als Patient im Tropeninstitut nicht unbedingt von den behandelnden Experten hören: »Das habe ich ja noch nie gesehen!« Was der Betroffene hatte, waren Rötungen auf seinem Rücken, die wahrhaft tierisch juckten. Der diensthabende Dermatologe wusste sofort, was Sache war, und wollte seine Entdeckung schnell mit den anderen Professoren teilen. Und während sich die versammelte Mannschaft um den Leidenden gruppierte und ihrer Begeisterung Ausdruck verlieh, dachte niemand daran, dem armen Kerl die Diagnose zu offenbaren. »Nichts Schlimmes«, wurde ihm endlich versichert, wobei das durchaus Ansichtssache ist. Der Pilot hatte sich die *Larva migrans* eingefangen. Hakenwurmlarven, die unter der Haut Gänge graben und somit eine von außen sichtbare Landkarte ihrer Wanderlust hinterlassen. In Brasilien ist der sogenannte Hautmaulwurf, der sich mit einem Medikament immerhin schnell erledigen lässt, ein bekanntes Problem. Durch den Kot infizierter Tiere landet er an den vor allem bei Touristen beliebten Sandstränden (welche weiteren widerlichen Viecher in Brasilien auf uns Menschen lauern, lesen sie übrigens im Kapitel zur Urologie). Der fachärztlich fundierte Rat, um einen Befall zu vermeiden: »Nicht dahin legen!«

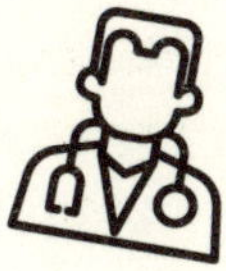

Bereitschaftsdienst (ärztlicher Bereitschaftsdienst)

Das Sonntagshemd ist hin

Ach, würden uns doch alle Gesundheitsprobleme, Leiden und kleineren Unfälle immer Montag bis Freitag zwischen 8 und 18 Uhr und am Mittwoch bis 12 Uhr heimsuchen – wir würden dann brav in den Wartezimmern der Allgemeinmediziner sitzen und müssten nach keiner lästigen Arztalternative suchen, weil wir uns um 19.30 Uhr beim Abendbrot übel in den Zeigefinger geschnitten haben. Viele Menschen wissen allerdings gar nicht, dass sie Hausärzte und Hausärztinnen auch außerhalb der üblichen Öffnungszeiten erreichen können und bei Problemen vorbeikommen dürfen. Also jetzt nicht bei deren Freizeitaktivitäten auf dem Golfplatz, in einer Theatervorstellung oder direkt bei ihnen zu Hause in der Privatwohnung. Wobei Letzteres schon manchmal passiert. Gerade in ländlichen Regionen kennen sich die Leute in den Dörfern und wissen bei den wenigen Einwohnern auch, wo der Allgemeinmediziner wohnt.

In einem kleinen Ort in Baden-Württemberg klingelte es deshalb an einem friedlichen Sonntagnachmittag im Wohnhaus eines Arztes. Die Teenagertochter rannte die Treppe zum Flur hinunter, öffnete fröhlich die Haustür und schaute direkt auf ein in Teilen blütenweißes Hemd eines Mannes. In der dazugehörigen Brust steckte jedoch ein circa 30 Zentimeter langes Messer, drumherum war alles blutverschmiert. Vor Schreck schlug das Mädchen die Haustür wieder zu. In dem Moment kam ihr Vater herbei. Der Herr Doktor schaute verwundert in ein mittlerweile ebenfalls blütenweißes Kindergesicht, riss neugierig die Tür wieder auf, sah draußen das sehr verletzte und tropfende Messeropfer, drehte sich zu seiner Tochter um und sagte sehr ruhig zu ihr: »Wieso hast du den armen Kerl denn nicht reingelassen?«

Wenn die Notaufnahme den Schuss nicht hört

Bei schlimmen Verletzungen sollte man auf jeden Fall den Notruf wählen und schnelle Hilfe zu sich holen: einfach 112 ins Telefon tippen und schon ist die Rettung nahe. Um die kleineren Wehwehchen kümmert sich der ärztliche Bereitschaftsdienst – auch wenn außerhalb der Geschäftszeiten fast alle Praxen bereits dunkel sind. Bundesweit erreicht man die Hilfehotline rund um die Uhr über die 116 117 (mehr dazu dann später im Kapitel »Notruf«). Nach 18 Uhr oder am Wochenende suchen die meisten Kranken jedoch aus Unwissenheit die Notaufnahmen im Krankenhaus auf. Und verursachen dort mit Bauchschmerzen, Grippe und Nasenbluten lange Wartezeiten für alle Beteiligten. Manch eiliger Notfall hat es da schwer, durch all die Menschenmassen zu kommen, und es ist mitunter für das Personal bei der Menge an Klagenden nicht gleich ersichtlich, wer am dringlichsten behandelt werden sollte. Nach zwei Stunden Wartezeit in einer Notaufnahme in Baden-Württemberg kam endlich ein Patient dran, der sich zuvor nicht beschwert und brav auf seinem Stuhl ausgeharrt hatte. Wie sich später im Behandlungsraum herausstellte, steckte nach einem Schusswechsel ein Projektil in seiner rechten Hüfte. Obwohl der Angeschossene schlimme Schmerzen aushalten musste, murrte er zu keinem Zeitpunkt, warum er nicht früher drangekommen sei. Bei seinem kurzen Aufnahmegespräch blieb der Betroffene (und vor allem *Ge*troffene) ebenfalls wortkarg, sodass die Brisanz seiner Verletzung zunächst unentdeckt blieb. Erschwerend kommt in solchen Fällen hinzu, dass es in Deutschland keine Fachkräfte für Notfallmedizin gibt, die in der Notaufnahme mit Kennerblick die jeweiligen Fälle sofort einschätzen können. Der Patronenpatient hat die Tücken unseres Gesundheitssystems auf jeden Fall prominent zu spüren bekommen. Nach einer Schießerei sollte eine Wunde eigentlich schnell versorgt werden. Denn große Gefäße oder Nerven könnten verletzt worden sein und dies zu lebensbedrohlichen Blutungen führen. Zum Glück steckte diesmal das Projektil direkt im Muskel, sodass der Durchlöcherte mit einer großen Fleischwunde davonkam. Der behandelnde Arzt stellte nach der Rettung des Revolveropfers nüchtern fest: »Mit so einer Schusswunde darf man sich im Wartebereich durchaus mal zu Wort melden.«

Ach wär' doch immer Fußball

Auch wenn Schussopfer vielleicht selten zwischen Wartenden sitzen, so ist es doch so, dass es in der Notaufnahme häufig um Leben und Tod geht – was manche Leidende oftmals vergessen. Und selbst wenn es der Anstand ihnen verbietet, ihre Patienten anzublaffen: Ärzte hassen es, wenn Annemarie am Donnerstag um 21.37 Uhr in die Notaufnahme kommt und erzählt, dass sie seit vier Tagen eine Nackenverrenkung hat und sich das nun bitte einmal jemand angucken soll. Das wäre auch einen Tag früher oder am selben Tag um 17.30 Uhr in der Praxis um die Ecke möglich gewesen. Über 60 Prozent der »Notfälle« benötigen lediglich eine ambulante Versorgung, zum Beispiel über den ärztlichen Bereitschaftsdienst. Wer aus irgendwelchen Gründen dennoch nur in der Notaufnahme behandelt werden möchte, der wird dort auch betreut. Denn die Mediziner vor Ort müssen die Betroffenen anschauen. Vielleicht geschieht dies nur viel später, als den Wartenden lieb ist ...

Ein Münchner Krankenhausarzt verriet mir einmal, wann man am schnellsten drankommen könne: immer bei einem UEFA-Champions-League-Spiel des FC Bayern München. Während des Matchs sei die Notaufnahme wie leer gefegt. Kurz nach dem Abpfiff fülle sich das Wartezimmer sofort wieder. Alle Schmerzen und Verletzungen werden offenbar 90 Minuten plus Nachspielzeit von den Wunderheilern Leon Goretzka, Serge Gnabry und Thomas Müller perfekt in Schach gehalten.

Der hat doch einen Sprung in der Schüssel

In vielen Kliniken ist der ärztliche Bereitschaftsdienst direkt neben der Notaufnahme. Das Krankenhauspersonal wird dafür regelmäßig eingeteilt. Auch Allgemeinmedizinerinnen oder Hausärzte müssen dort mitunter Schichten schieben. Gerade in ländlichen Regionen wird so die 24-Stunden-Versorgung möglich gemacht. Die Medizinerin kann in ihrem Bereitschaftsdienst machen, was sie möchte. Sie muss es jedoch immer schaffen, jederzeit sehr schnell ihre Arbeit aufnehmen zu können. Auf der Alpaka-Badetierschwimminsel durch das Freibad treiben lassen oder beim Beer Pong zehn Becher exen, weil man mit seinem Tischtennisball nicht die Gegnergefäße getroffen hat, scheidet damit also aus. Beim Krankenhausdienst auf Abruf muss man oft auf dem Gelände bereitstehen. In so einem Dienst betreute eine Ärztin in Thüringen mehrere Menschen, deren Vitalfunktionen überwacht werden sollten. Als sie das Zimmer eines Patienten betrat, sah sie, dass dieser auf seiner Bettkante saß, vor sich eine Waschschüssel voller Wasser auf einem Tisch, und in der Schüssel sein Kopf steckte – komplett untergetaucht. Die ebenfalls als Notärztin ausgebildete Frau erkannte sofort die Extremsituation und ihr Helferhebel wurde reflexhaft aktiviert. Sie wollte den Mann blitzschnell vor dem Ertrinken retten, raste auf ihn zu und riss seinen Kopf und Oberkörper ruckartig aus der Waschschüssel heraus. Schließlich haute sie ihm links und rechts eine runter und warf ihn aufs Bett. Als sie gerade mit der Reanimation beginnen wollte, stöhnte der vollkommen perplexe Patient: »Frau Doktor, was machen Sie mit mir? Was ist denn los?« Die nun ihrerseits überraschte Lebensretterin stellte irritiert fest, dass ihr vermeintliches Ertrinkungsopfer wach war, und wunderte sich über die regungslose Kopfüberhaltung in der Waschschüssel. Der knapp einer Herz-Druck-Massage Entgangene klärte auf, dass ihm gesagt worden sei, er solle sich bitte frisch machen. Und angesichts der eingeschränkten Möglichkeiten in seinem Raum empfand er das generelle Antlitz-Abtauchen als die beste Wahl. Nachdem beide die Schrecksekunden überwunden hatten, lachten sie minutenlang schallend. Die Vitalfunktionen des Schüsselschrecks waren übrigens vollkommen in Ordnung und er konnte nach der Behandlung das Klinikgelände blitzsauber wieder verlassen.

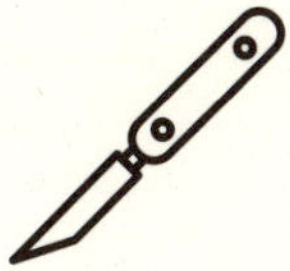

Chirurgie

Blutiger Kuchen

Ärzte müssen operieren, was auf den Tisch kommt. Egal wie blutig. Und Chirurgen haben mit Blut und krassen Verletzungen kein Problem. Und genauso wie Personenschadensregulierer bei einer Versicherung kennen sie unangenehme Unfälle, die in der Freizeit passiert sind. Nur dass der Personenschadensregulierer (der tatsächlich wohl nur Sachbearbeiter genannt wird, aber das klingt einfach zu langweilig bei dem folgenden Fall) nicht so wie ein Chirurg oder eine Chirurgin die unmittelbaren Folgen gedankenloser Unachtsamkeit zu tragen hat.

Sportkletterer haben die Angewohnheit, tief zu fallen, wenn sie einen Fehler machen. Und weil ihre Unfälle ein schnelles Ende bedeuten können, bereiten sie ihre Steilwand-Exkursion akribisch vor. Doch im Alltag sind selbst die diszipliniertesten Alpinisten eben auch nur Menschen. Sie lieben ihre Freizeit. Und an einem Samstag wollte so ein Sportkletterer aus dem Allgäu sein Haus flottmachen. Die Dachrinne musste repariert werden. Der besonnene Bergbeherrscher hätte nun natürlich in seinen Sicherheitsmodus schalten und ein Gerüst aufstellen können, damit ein einwandfreier Zugang zur Dachrinne möglich gewesen wäre. Mit einem gemieteten Hubwagen wäre er ohne Risiko an der Hauswand hoch hinaus gekommen. Oder er hätte eine stabile Leiter wählen können, auf der ein sicherer Stand möglich gewesen wäre. Aber ... Wochenende. Und da stört der Sicherheitsgedanke, wenn man einfach nur schnell diese scheißverdreckte Dachrinne reinigen muss und ansonsten seine Freizeit genießen möchte.

Der Allgäuer Hauswandkraxler war offenbar zu sehr im Samstagmodus und ignorierte jeglichen Gedanken an ein Gerüst, einen Hubwagen oder eine Leiter. Er wickelte sein Kletterseil einfach an die Anhängerkupplung seines SUV und warf das Seil über das Haus auf die andere Seite. Über die Dachluke ausgestiegen, ging er in den Sitzgurt und begann, an dem Seil hängend, die Dachrinne zu reinigen.

Was gehört jedoch zu jedem guten Samstag dazu? Ein Stück Kuchen. Und durch die pure Käsekuchen-Vorfreude motiviert verließ die Sportkletterer-Frau zeitgleich das Sofa Richtung Supermarkt. Und ihr Bock auf Backen brachte den Göttergatten in eine typische dickunddoofe Situation: Als sie ins Auto stieg und losfuhr, wurde der Kletterer einmal quer über das Haus gezogen. Vorbei an dem Schornstein, über die Dachspitze, runter auf die andere Seite, an Fenstern und Fensterbänken entlang hinunter auf den Terrassenboden und ab Richtung Grundstücksausfahrt. So sehr hatte er schon lange nicht mehr an seiner Frau gehangen.

Wann aber hat diese bemerkt, dass er mitgeschliffen wurde? Zum Glück recht früh und nicht erst beim Supermarkt auf dem Parkplatz. Der Samstag war dennoch gelaufen und die Notfallchirurgie die nächsten Stunden vollauf beschäftigt.

Dem Patienten geht es nach dieser sehr blutigen Angelegenheit den Umständen entsprechend gut. Doch Kuchen gibt es nur noch nach Absprache.

Der Puffermann

Die Kurzfassung der nächsten Geschichte: Ein Bahnangestellter hat etwas Zug abbekommen. Und die Langfassung macht deutlich, dass unser Gesicht eigentlich nur der Airbag für unser Gehirn ist.

Der Rangierbahnhof oder Güterbahnhof in Ulm wird auch Umschlagbahnhof genannt – und geschlagen wird dort tatsächlich.

Bahnmitarbeiter können sich recht frei auf der ganzen Bahnhofsfläche bewegen und sind je nach Tätigkeit nicht auf die Bahnsteige angewiesen. Sie laufen ab und zu einfach über die Gleise. Und in einem solchen Moment hat ein Bahnangestellter wohl den entgegenkommenden Euro Express übersehen. Der Zug war zügig unterwegs und traf den armen Gleiswanderer. Dieser bekam einen Teil des Puffers ins Gesicht. Unangenehm. Puffer sind diese Stoß-Prallflächen der Schienenfahrzeuge. Und noch einmal: unangenehm! Die Ulmer Unfallchirurgie nannte den Patienten deshalb auch den Puffermann. Wer noch die Zeichentrickserie *Tom & Jerry* kennt, der erinnert sich bestimmt daran, wie es aussieht, wenn Tom ein Bügeleisen ins Gesicht bekommen hat. Quasi *Lok alike* (ja, es ist wegen des Wortspiels bewusst falsch geschrieben!).

Wenn nun ein harter Puffer jemandem mit 60 Stundenkilometern ins Gesicht rauscht, dann weiß wenig später die Chirurgin, dass sich auch ihr Feierabend etwas nach hinten schiebt. Wer seine Nase als zu groß oder zu spitz empfindet, sollte diese am besten nicht mit einem etwa 1600 Tonnen schweren Zug glätten, sondern besser die helfenden Hände eines Schönheitschirurgen in Anspruch nehmen.

Das war eine sehr schwere Verletzung, die auch lebensgefährlich war, denn es waren viele Organe betroffen und am allermeisten das Gesicht. Vor allem das Mittelgesicht, also der Bereich von der Nasenwurzel bis zur Oberlippe. Nach diesem unschönen Aufprall sieht die Nase anders aus und die noch vorhandenen Zähne kann man an einer Hand abzählen. Sofern man sie aufgefangen hat. Der Patient hat also vor der Unfallchirurgie sein Gesicht verloren. Aber es war nicht komplett zerstört: Glück im Unglück.

Das Mittelgesicht war tatsächlich durch die Wucht des Aufpralls ein paar Zentimeter nach hinten verschoben.Das Gehirn aber hatte wenig abbekommen, und das bestärkt die These, dass das Mittelgesicht der Airbag für das Gehirn ist. Das, was wir an unserem Kopf so schön finden und uns einzigartig macht, ist eigentlich nur Fassade, lediglich ein simpler Schutz für unsere grauen Zellen.

Für den Patienten begann ein langer Weg in Richtung Rekonvaleszenz. Er kann heute jedoch wieder essen und sprechen. Nur mit dem Euro Express fahren mag er nicht.

Dermatologie

Freizügige Partybekanntschaft

Sich vor einem Arzt oder einer Ärztin zu entkleiden ist vielen Patienten peinlich. Da reicht es schon, wenn man wegen Knieschmerzen die Hosen ausziehen muss oder das T-Shirt aufgrund einer wehen Schulter. Mit einem Mal erscheint der eigene Körper als pure Ansammlung von unschönen Unzulänglichkeiten, zu dick, zu dünn, zu blass, zu schlaff – absurd eigentlich. Noch unangenehmer kann es werden, wenn der Grund des Arztbesuches seinen Ursprung in einer intimen Zone hat. Wer beim Toilettengang zufällig eine Beule am Anus ertastet oder einen juckenden Ausschlag rund um die Geschlechtsteile entwickelt hat, denkt nach dem ersten Schock immer schon die Situation im Behandlungszimmer mit. Für manchen eine derart beschämende Horrorvorstellung, dass er oder sie erst einmal gar nichts unternimmt und bangend hofft, dass schon alles von allein wieder gut werden wird – oder einfach die nächste Party abwartet ...

Auf einer solchen befand sich nämlich eine Berliner Dermatologin, als im Gespräch mit einem Ehepaar das Thema der jeweiligen Berufe aufkam. Geradezu euphorisch reagierte der männliche Part auf die Profession der neuen Bekanntschaft und fragte sogleich, ob er ihr etwas zeigen dürfe. Am besten gleich und an einem geschützten Ort. Die Wahl fiel also auf das Gäste-WC, das gerade genug Platz für zwei Personen bot. Der Party-Patient mit dem Rücken an der Klo-Tür, die Waden der Ärztin ihm gegenüber berührten aus Platzmangel schon die Kloschüssel.

Eine schräge Situation auch für die Medizinerin, vor der sich der Mann nun zu entblättern begann. Erst öffnete er sein Hemd, dann den Gürtel und schließlich seinen Hosenknopf. »Guck jetzt bloß ärztlich seriös und verständnisvoll«, befahl sich die Dermatologin in dem Moment, in dem der Mann auch noch seine Unterhose nach unten schob und dabei sein Problem enthüllte: vier bis fünf raue und lappige Knubbel, die in einem Bogen auf seinem Schamhügel sprossen.

Ziemlich umständlich und mit fast akrobatischem Geschick musste sie den eigenen Körper in der engen Toilette verdrehen, um die Hautveränderung zu diagnostizieren und dabei ein absolutes Minimum an Abstand einzuhalten. Gerade einmal eine Handlänge war ihr Gesicht in der beengten Toilette vom Intimbereich ihres Patienten entfernt. Doch nur so konnte sie in aller Deutlichkeit erkennen, dass es sich um Feigwarzen handelte.

Feigwarzen werden durch humane Papillomaviren (HPV) ausgelöst und durch ungeschützten Geschlechtsverkehr übertragen. Die Knötchen können sich auch an anderen Körperstellen wie beispielsweise Oberschenkel, Unterbauch, Po, den Schamlippen oder der Eichel zeigen und sind in der Regel relativ leicht behandelbar. Treten sie äußerlich auf, können Betroffene sie über mehrere Wochen selbst mit einer Creme oder Lösung bestreichen, bis sie sich zurückgebildet haben. Innerliche Feigwarzen behandeln Ärzte mit Säure oder vereisen sie, in schwereren Fällen ist auch die operative Entfernung eine Option.

Alles nicht dramatisch, aber auch nicht besonders schön. Vor allem, wenn vor der Tür die Ehefrau des fremdgegangenen Feigbewarzten steht, immer wieder klopft und im Minutentakt fragt, was er denn nun habe. Eine durchaus verwarzte Situation, aus der sich immerhin die Dermatologin unter Verweis auf ihre ärztliche Schweigepflicht einigermaßen elegant retten konnte.

Ergotherapie

Auf jede Stimme kommt es an

Wenn Manni in einem schwachen Moment an der Kreuzung Otto-Braun- und Mollstraße beim Alexanderplatz in Berlin mit seinem 36-Tonner kurz den schmalen Radweg schneidet, weil er nach sieben Stunden Fahrt vom Hunger getrieben endlich mit seinem Bunsenbrenner zwischen den Beinen eine Dose Ravioli warm machen möchte, dann schließt Leoni mit ihrem Singlespeed-Bike spontan ein neues Abo ab. Denn ihr Kalender blockt nun regelmäßige Termine für die Ergotherapie.

Verschlechtert sich der physische oder psychische Zustand eines Menschen plötzlich und unerwartet, verursacht durch einen Unfall oder durch eine Erkrankung, haben Ergotherapeutinnen alle Hände voll zu tun. Die Unterstützerinnen für all diejenigen, die in ihrer Selbstständigkeit beeinträchtigt werden, versuchen mit ihrem Einsatz so zu helfen, dass ein unerwartetes neues, anderes Leben gemeistert werden kann. Dabei betreuen Ergotherapeutinnen meistens die härteren Fälle mit Schicksalsschlägen wie Amputationen, Knochenbrüchen, multipler Sklerose, Parkinson, Rheuma, Schlaganfall – aber auch ADHS, Angststörungen oder Depressionen.

Die schlimme Phase erträglicher gestalten und das Beste daraus machen. Mit diesem Leitspruch könnten alle Mitarbeitenden jeden Morgen ihren Dienst in der Ergo-Praxis beginnen. Und weil sie viel verschiedenes Leid sehen, sollten sie sich zum Selbstschutz nicht so viel Arbeit mit nach Hause nehmen. Gedanklich natürlich. Es wäre ansonsten auch für die Amputierten und Depressiven äußerst verstörend, nach ihrer Behandlungsstunde den kompletten Abend zu Hause bei den Helfenden zu verbringen.

Viele Ergotherapeutinnen gehen aufgrund des täglich Erlebten dankbarer durchs Leben und schätzen den Moment (Stichwort »Manni«). Sie hedonisten so viel rum, wie es geht. Motto: Genieße den Augenblick! Wer weiß schon, welche Enterokokken (Darmbakterien) auf dem U-Bahn-Sitz lauern, wo der nächste Blitz einschlägt oder ob die kettenrauchende 90-jährige Nachbarin im Mehrfamilienhaus über dir nicht vergisst, den Gasherd abzudrehen. Wer regelmäßig direkt neben seiner Nase Nahtoderfahrene hat, für den ist »Carpe diem« nicht nur ein motivierendes Motiv auf einem Wandtattoo. »Es ist immer wieder schön, den Leuten helfen zu können, und dabei auch zu merken, wie sie mir damit helfen können«, sagt dazu eine Ergotherapeutin aus Heidelberg.

Auch wenn die Schicksalsschläge, mit denen man in der Ergotherapie konfrontiert wird, sehr hart sein können, gibt es durchaus humorvolle Momente, wie die nächsten Zeilen zeigen. »Sei im Einklang mit dir selbst!«, empfehlen Mentaltrainer gerne Menschen, die auf der Suche nach der inneren Mitte, dem Seelenfrieden sind. Ein enger Kontakt mit der eigenen inneren Stimme soll eine Voraussetzung dafür sein. Wenn dieses Organ aus unserem Organismus jedoch permanent den persönlichen Frieden torpedieren will, dann ist der eigentlich erstrebenswerte Einklang keine erfreuliche Errungenschaft. Eine alte Frau in einer stationären Einrichtung wurde fortwährend von ihrer Mitte malträtiert und hörte permanent eine schlimme Stimme im Kopf. Ihr eigenes Ich terrorisierte sie und wollte sie den ganzen Tag fertigmachen. Die Schizophreniepatientin litt sehr darunter. Eine Flucht vor dem eigenen Kopf war besonders in diesem Fall zwar wünschenswert, jedoch technisch nicht möglich. Blöder Einklang! Ach, gäbe es doch eine Fernbedienung für das Oberstübchen, mit der man jederzeit den totalitären Ton *muten* könnte. Die Schizophrenie ist immerhin nach der Depression die zweithäufigste psychische Störung. Eine lebenslange Einnahme von Medikamenten kann die Psychose zwar mildern – gegen die Stimmen im Kopf wirken die Pillen jedoch häufig nicht. Und so müssen sich Betroffene meist mit ihren Zwangsmitbewohnern arrangieren.

An einem Tag waren die bösen Beschimpfungen aus der eigenen Birne besonders schlimm. Mit Tränen in den Augen saß die Oma still auf einem Sofa und starrte den Fußboden an. Permanent piesackte sie ihre unerträgliche Wahnvorstellung. Ihre Ergotherapeutin deutete die äußeren Anzeichen sofort richtig und bot Hilfe an: »Komm, wir gehen jetzt in dein Zimmer, in den geschützten Rahmen. Dort schimpfst du deine Stimme mal so richtig aus. Was die kann, kannst du sowieso.« Kurze Zeit später hörten sämtliche Bewohner durch die geschlossene Tür hindurch laut zahlreiche Beleidigungen:

- »Du Arschloch! Du hast hier nichts zu sagen!«,
- »Du blöde Kuh, hau ab!«
- »Du Sau!«

Die alte Frau steigerte sich immer weiter und immer lauter in ihre persönliche Beleidigungsorgie hinein und brüllte die negativen Gedanken schließlich fort. Denn durch die dauerhafte Beschallung wurde die innere Stimme mundtot gemacht (oder in diesem Fall eher kopftot). Plötzlich hatte die psychisch Kranke keine Idee mehr für weitere Beschimpfungen; darin war ansonsten nur ihre dauerhaft Demütigende in ihrer Denkmurmel Meisterin. Sie stockte daher kurz und auf einmal formte ihr Geist eher zufällig den nächsten und finalen Frontalangriff auf den Frontallappen:

- »Du dummes ... Kaninchen!«

Selbst überrascht, musste die Dame sofort laut losprusten. Danach verließ sie ihr Zimmer. Allein. Ihre Stimme im Kopf war vorübergehend verstummt und verschwunden. Alle, die dem Schauspiel vor ihrem Zimmer beigewohnt hatten, mussten ebenfalls laut lachen. Die alte Frau war selten so fröhlich gewesen und gackerte sogar so sehr vor Freude, dass ihr beinahe die dritten Zähne aus dem Mund gefallen wären. Es musste ja nun nicht alles aus ihrem Kopf verschwinden.

Pupsknete

Ergotherapeutinnen betreuen auch viele Kinder. Ein kleines fünf Jahre junges Mädchen konnte selbst nach vielen Versuchen ihre Stifte beim Schreiben und Malen nicht richtig halten. Kurz vor der Einschulung wurde das Gekrakel langsam zum Problem. Mit verschiedenen Übungen können die Finger und die Hände so trainiert werden, dass die Buchstaben und Linien auf dem Papier leserlicher, graziler aussehen und der Füller oder die Buntstifte richtig geführt und nicht zu stark gedrückt werden. Auf die adäquate Kraftverteilung kommt es an. Niemand muss übrigens ein schlechtes Gewissen haben, sein Kind in die Ergotherapie zu schicken: Mannis Singlespeed-Bike-Opfer (siehe Seite 47) muss nicht neun Wochen auf einen dringend benötigten Behandlungsplatz warten, nur weil jemand anderes gerade an seiner Schönschrift arbeitet. Die Hilfen für die Sprösslinge sind auf jeden Fall wichtig. Verschiedene Heilmethoden können zum Beispiel entwicklungsverzögerten Kindern helfen, sich besser zu konzentrieren oder den Gleichgewichtssinn zu normalisieren. Die Ergo-Konzepte kommen in der Regel bei den Kids super an, weil sie spielerisch ausgelegt sind. Die Eltern werden dabei miteinbezogen und erhalten eine Beratung, wie sie ihre Kinder begleiten können, damit diese sich auf den verschiedenen Gebieten bestmöglich entwickeln können. Und so reichen oft schon ein paar Therapiestunden, um die Kraft für die Hand entsprechend zu trainieren. Erfolgreich war dies auch bei dem erwähnten Mädchen, das bald schon leserlich schreiben konnte. Für die jeweiligen Übungen gibt es spezielle feste Knete, bei der Luft mit dem Finger eingeschlossen wird. Kräftiges Kneten bewirkt nun, dass die Luft herausplatzt und dabei gibt es Pupsgeräusche. Als die Mutter ihr Kind nach der Sitzung abholen wollte, demonstrierte ihre Tochter stolz die Fingerübung mit der Knete, drückte Luft heraus und rief fröhlich vor allen Menschen in der Praxis: »Das hat laut gepupst. Wie der Papa immer!«

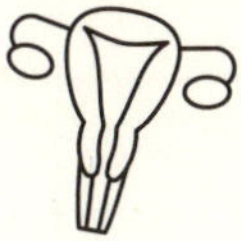

Frauenheilkunde (Gynäkologie)

Von piksenden Vaginen und Nonnen, die auf Kugelschreiber stehen

Ziemlich rätselhaft für eine Gynäkologin war ein Fall, in dem eine Patientin mit einem etwas merkwürdigen Anliegen zu ihr kam. Die junge Frau gab an, ihr Freund würde beim Geschlechtsverkehr von irgendetwas in ihrer Vagina gepikst. Um was es sich dabei handeln könnte, war ihr völlig schleierhaft. Die Ärztin führte also eine Untersuchung durch und entdeckte dabei ein paar mysteriöse Kugeln, ungefähr 1 Zentimeter im Durchmesser und dunkelbraun. Schon wähnte sich die Ärztin in der Fachrichtung Proktologie, in der Mediziner das ein oder andere Mal auf ein Phänomen mit dem niedlich klingenden Namen »Klabusterbeeren« stoßen. Kleine Kotklümpchen, die Halt an den Haaren rund um den After finden und dort, wie und warum auch immer, den ein oder anderen Abwisch- und Duschvorgang überleben. Ein Glück, dass der Fund in der Vagina der Patientin nur optisch an die Kackkügelchen erinnerte.

Was aber waren das für Dinger, die leise knisterten und ansonsten aussahen, als wären sie aus einem Sumpf und nicht aus einem weiblichen Körper gezogen worden? Nach langem Überlegen knackten die beiden Frauen das Rätsel mit Logik. Die jetzigen Bällchen waren in ihrem Ursprungszustand die Plastikkappen, die frau normalerweise von einem Tampon abfriemelt, nachdem sie zuerst den Plastikstreifen in der Mitte und dann den unteren Teil am Rückholbändchen entfernt hat. Die Patientin hatte jedoch die Plastikkappen offensichtlich vergessen und sie mitsamt dem Tampon eingeführt. Bei der Entfernung des Hygieneartikels waren sie dann in der Vagina geblieben und hatten sich während der Menstruation mit Blut gefüllt. Das aktive Sexleben der Frau war ihr Glück. Denn der gepikste Freund hatte sie rechtzeitig auf die Fremdkörper aufmerksam gemacht, die unentdeckt eine Infektion hätten auslösen können.

Etwas in dieser Art fürchtete auch eine weitere Patientin, die nachts ziemlich aufgelöst in der Notaufnahme auftauchte. Nach dem Sex mit ihrem Freund vermisste sie ihren Verhütungsring. Ein flexibler Ring aus Silikon, der in die Vagina eingesetzt wird und dort Hormone zur Empfängnisverhütung freisetzt. Die Patientin fürchtete, der Penis ihres Freundes könnte den Ring in Regionen gestoßen haben, in denen er dauerhaft verschwunden bleiben könnte. Wie viele andere Frauen, die der Gynäkologin in ihrer Karriere begegnet sind, war die Patientin fälschlicherweise der Meinung, es bestünde eine direkte Verbindung zwischen ihrer Vagina und ihrem Bauchraum.

Da der Ring bei der anschließenden Untersuchung nicht gefunden wurde, vermutete die Ärztin, er könnte beim postkoitalen Toilettengang herausgeflutscht sein. Ein Vorgang, der schlecht bis unmöglich zu überprüfen war, was letztendlich aber nicht mehr nötig war. Inzwischen hatte sich nämlich auch der begleitende Freund der Patientin auf dem Krankenhauslokus erleichtert und den Ring entdeckt – auf seiner Eichel und versteckt unter seiner Vorhaut.

Wie es kam, dass er davon rein gar nichts gespürt hatte? Man weiß es nicht. Ganz so selten sind derlei Geschehnisse anscheinend nicht. Dieselbe Frauenärztin wusste auch von unter Vorhäuten gefundenem Intimschmuck und sogar Eheringen zu berichten.

Noch schräger wird es, wenn Alltagsgegenstände bewusst an Orte gesteckt werden, an denen sie eigentlich nichts zu suchen haben. Ein Klassiker in Notaufnahmen sind zum Beispiel Deckel von Deorollern. Nach dem Masturbieren passiert es durchaus öfter, dass beim Herausziehen des Rollers die Verschlusskappe stecken bleibt. Nach unten offen, kann sie schnell verdrehen und sich in der empfindlichen Körperregion so verkanten, dass sie selbst die geschickteste Autoerotikerin nicht mehr entfernt bekommt. Auch dann ist der Gang zur Frauenärztin oder direkt in die Notaufnahme die letzte Rettung und ziemlich wahrscheinlich viel peinlicher, als sich ein geeignetes und sicheres Sextoy zu kaufen.

Eine Ausnahme gibt es allerdings: Wenn man als Nonne im Sexshop steht, kann dies durchaus extrem peinlich sein. Wer mit seinem Habit unterwegs ist, sollte also bestimmte Orte meiden. Es ist dann als Ordensfrau gar nicht so einfach, an sicheres Selbstbefriedigungsgedöns zu kommen. Und eine Internetbestellung scheitert schon mal am teuflisch miesen WLAN in der Klosterprovinz. Daher bleibt manchmal nur die Beichte – bei der behandelnden Gynäkologin. So geschehen bei einer Nonne, die sich sichtlich in einer unangenehmen Situation befand, als sie von ihrem Sexunfall berichtete. Über die Harnröhre hatte sich die Glaubensschwester eine ganze Reihe Kugelschreiberminen in die Harnblase gesteckt, die fachmännisch entfernt werden mussten. Möglich, dass die Ordensfrau das besser mit sich selbst ausmachen konnte als die Penetration der Vagina mit einem Gegenstand. Möglich aber auch, dass sie die Stimulation der Harnröhre als außerordentlich befriedigend empfand. Für Männer wie Frauen kann sie eine besonders erogene Zone sein, für die es sogar spezielle Vibratoren und andere Sextoys gibt. Um Harnröhre und Blase nicht zu verletzen und Infektionen zu vermeiden, sollten zur urethralen Befriedigung eingesetzte Gegenstände aber unbedingt steril sein und keine spitzen Kanten aufweisen. Kugelschreiberminen gehören also ganz sicher nicht zur ersten Wahl und ja: Von rohen Spaghetti, Drähten, Bleistiften und Pfeifenreinigern hält das medizinische Personal in den Frauenarztpraxen oder Notaufnahmen ebenfalls eher wenig.

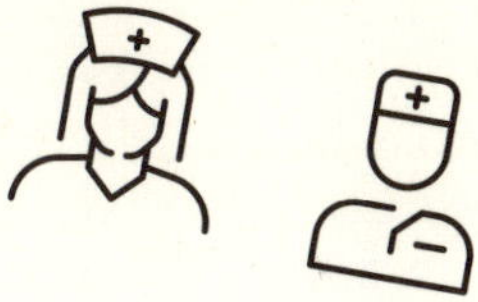

Geleaste Schwester/Pfleger auf Abruf

Der Herzkatheter geht mir auf den Sack

Die Deutschen leihen immer mehr. Bei bestimmten Gegenständen des Alltags ist Besitzen nicht mehr so wichtig. Mit dem gemieteten E-Roller geht es kurz zur Verabredung ins nächste Café und danach mit einem Carsharing-Angebot zum Großeinkauf. Nicht nur mobile Gegenstände werden so für die kurze Benutzung beliebter, längst ist es vollkommen normal, Musik, Filme oder Serien im Monats-Abo zu streamen und nicht mehr auf CD oder Blu-ray zu erwerben. Für nahezu jeden Bedarf können wir etwas leihen. Und mit ein paar Klicks im Internet findet man Holzhäcksler für die Gartenarbeit oder Zuckerwattemaschinen für den Kindergeburtstag zur Miete. Bitte beides nicht verwechseln!

Doch nicht nur Gegenstände werden verliehen, auch Dienstleistungen. Wer wie ich zwei linke Hände hat, der ist auf fremde Hilfe angewiesen, wenn eine neue Lampe an die Decke soll oder ein neuer Schrank aufgebaut werden muss. Solche Jobs können sogar online ersteigert werden. Und eine Firma, welche Arbeitskräfte überall dorthin vermittelt, wo diese oft befristet gebraucht werden, ist ein Zeitarbeitsunternehmen. Diese Jobs auf Zeit gibt es selbstverständlich im Gesundheitswesen ebenfalls. Meistens melden sich Krankenhäuser, wenn das eigene Personal krank ist, in Quarantäne muss oder kündigt. Dann werden Hilfskräfte angefordert, kurzfristig engagiert, für eine gewisse Zeit geleast – eben auf Abruf eingestellt. So tingeln einige Ärzte und Ärztinnen regelmäßig durch Deutschland, weil zum

Beispiel für ein paar Wochen Kardiologinnen in Erfurt gesucht werden, Rheumatologen in Kiel oder Expertinnen für Plastische Chirurgie in Zwickau. Diese Lückenfüller werden nahezu überall benötigt. Vor allem Krankenschwestern beziehungsweise Gesundheits- und Krankenpflegerinnen (GuKP) fehlen häufig und können sich bei einer Zeitarbeitsfirma mit vorzüglichem Verhandlungsgeschick manche Vorzüge verschaffen. So haben sie mitunter höhere Löhne, mehr Mitspracherecht in der Dienstgestaltung und bei der Urlaubsplanung, bekommen kostenlose Tickets für den öffentlichen Nahverkehr oder einen Dienstwagen. Die Pflegefachkräfte müssen dafür jedoch flexibel sein und der häufige Wechsel des Einsatzortes, teilweise in ganz Deutschland, kann stressig werden und ist gerade für Familien eine Herausforderung. Mitarbeiterinnen zweiter Klasse: Mitunter trifft diese Aussage auf die geleaste Belegschaft zu, wenn diese dauerhaft eine Lücke in der Klinik schließen muss, fest im Dienstplan integriert ist, für Jahre bleibt – und dennoch irgendwie nie richtig dazugehört.

Eine geleaste Schwester auf einer kardiologischen Intensivstation in Berlin betreut viele Patienten, die einen Herzinfarkt hatten oder gefährdet sind, einen zu bekommen. Viele Menschen haben hier anstrengende Behandlungen hinter sich. Zum Beispiel wird mit einem Herzkatheter überprüft, wie gut die Herzkammern das Blut in die Arterien und Kapillaren der Lunge pumpen und ob es Herzklappenfehler und Engstellen der Herzkranzgefäße gibt. Dabei wird ein dünner, biegsamer Kunststoffschlauch über das Handgelenk oder die Leiste bis zum Herzen vorgeschoben. Während dieses Eingriffs können kritische Stellen direkt behandelt werden.

Ein älterer, sehr großer, dementer Mann sollte sich mit absoluter Bettruhe von seinem Herzinfarkt und der Herzkatheterbehandlung erholen. Damit er nicht aus dem Bett fallen oder verwirrt auf Wanderschaft gehen konnte, wurden Gitter an seinem Bett befestigt, quasi ein Grandpabay. Als die geleaste Krankenschwester das Zimmer betrat, läuteten sofort ihre inneren Alarmglocken. Vor dem Bett und zwischen den Beinen des entgegen der ärztlichen Anweisung vor seinem Lager Stehenden sah sie Blut. Sehr viel Blut spritzte in alle Richtungen. Die Nothelferin dachte: »Das kommt bestimmt vom Herzkatheter, da blutet jetzt die Einstichstelle in seiner Leiste.« Blitzschnell lief die kleine Schwester zum riesigen Patienten und steckte ihren Kopf unter sein Hemd. Dort wollte sie die Blutung stoppen und stellte überrascht fest, dass der Verband um seine Leiste vollkommen trocken war. Ihr Blick wanderte zwischen seine Beine. Da hing ein großer Hautfetzen am Hoden herunter und das Blut lief in Strömen.

Offenbar hatte der verwirrte Mann versucht, über das Bettgitter zu klettern, welches sein Gewicht nicht verkraftet hatte und deshalb an einer Stelle gebrochen war. Dort hatte er sich dann seine Klöten eingeklemmt, war mit seinem Gehänge hängen geblieben und hatte sich an einer herausgebrochenen Stange ein Familienjuwel aufgerissen. Bei diesem Anblick taten sogar der Gesundheits- und Krankenpflegerin ihre imaginären Hoden weh. Der Herzpatient hatte mit seiner kühnen Kletterei sein aktuelles Gesundheitsproblem verlagert: Ihm war quasi das Herz in die Hose gerutscht. Der Unfall war garantiert sehr schmerzvoll. Dennoch stand der alte Mann einfach seelenruhig mit seinem flatternden OP-Hemd da und machte keinen Mucks. Auch beim anschließenden Zusammennähen der wunden Weichteile blieb er ruhig und verzog keine Miene. Um die Blutung schnell zu stoppen, packte ein herbeigeeilter Urologe beherzt die traumatisierten Testikel und nähte die Wunde noch im Zimmer – tatsächlich ohne lokale Anästhesie, weil der versackte Patient bei sämtlichen Berührungen null reagierte. So blieb die Erkenntnis: Das Herz war schwach, aber der Patient hatte Eier.

Schatz, wo ist denn die Fernbedienung?

Im Haushalt verschwinden ständig irgendwelche Sachen: das Handyladekabel, das Portemonnaie, der Schlüssel, der zweite Socken und überhaupt sämtliche Nupsis. In einigen Beziehungen ist der Topeins-Satz nicht »Ich liebe dich!«, sondern »Schatz, wo ist denn die

Fernbedienung?«. Die letzte Frage konnte mit der Einlieferung einer Patientin auf der Intensivstation zumindest in diesem Fall geklärt werden. Die sehr korpulente Frau wurde mit dem Krankenwagen direkt bei einer Leihschwester auf Schicht abgesetzt. Ihr neuer Notfall befand sich im künstlichen Koma und wurde beatmet. Nun musste alles sehr schnell gehen, denn auf die Frau wartete bereits das OP-Team. Kurz vor der Operation musste noch gecheckt werden, was es für Wunden gab und was der neue Notfall für persönliches Hab und Gut dabeihatte. Und diese Gegenstände wie Uhren, Smartphones oder Fotos der Liebsten mussten zackig dokumentiert werden, damit hinterher niemand sagen konnte: »Mein Portemonnaie ist weg!« – obwohl gar keine Geldbörse bei den Sachen war …

Der recht runde Rettungsfall hatte jedoch nichts dabei und so konzentrierten sich die geleaste Gesundheits- und Krankenpflegerin und ihre Kolleginnen darauf, zu checken, ob es weitere Verletzungen gab. Vorsichtig schauten sie sich den außerordentlich adipösen Körper an, tasteten dabei auch Bauchfalten und die Bauchschürze ab. Plötzlich staunten alle nicht schlecht, was sich ihr enormer Emergency einverleibt hatte: Aus dem überlappenden Bauchfett zog die Mitarbeiterin der Intensivstation eine Fernbedienung für den Fernseher hervor. Für viele ein Traum: eins werden mit dem TV! Dabei braucht man an seinem Körper nur stattlich viel Speck, um sich Krimi-Serien, Realitystar-Formate und Talkshows zu verinnerlichen. Bei diesem fetten Fund kreisten gleich mehrere Fragen im Kopf: Wie lange lag der Funk für die Kabelkanäle schon eingehüllt in der kalorienreichen Körperkerbe? Hatte die Beherbergung des Behelfs zum Senderumschalten in der beachtlichen Bauchfalte absichtlich oder unabsichtlich stattgefunden? Und war es vielleicht sogar möglich, die Mattscheibe ohne Hände, stattdessen mit molliger Bewegung zu steuern? Fragen, die sicher im Kopf der Pflegenden auf Zeit umherschwirrten. Bestimmt immer dann, wenn sie Tage nach der Einweisung der Frau auf deren Krankenzimmernachttisch die Fernbedienung erblickte. Denn dort hatte der Switch für die Glotze seine vorübergehende neue Heimat gefunden.

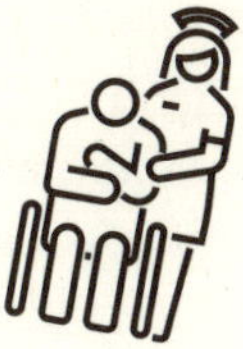

Hospiz

Der letzte Lacher

Auf Palliativstationen oder im Hospiz werden Menschen mit einer fortgeschrittenen unheilbaren Krankheit begleitet. Der Tod ist unausweichlich. Während Patienten und Patientinnen auf Palliativstationen medizinisch so vorbereitet werden, dass sie die Einrichtung verlassen können, ist dies im Hospiz nicht vorgesehen. Die verbleibende Lebenszeit ist in beiden Einrichtungen absehbar. Und dennoch kann diese letzte Zeit mit Lachen und schönen Augenblicken gefüllt sein. Die Sterbebegleiter machen dies möglich. Den Tod ständig vor Augen, schätzen viele Menschen in diesem Beruf deutlich mehr die schönen Momente des Lebens und genießen ihre Zeit. Wer permanent erlebt, wie schnell das Leben vorbei sein kann, der schöpft es mehr aus, die Augen sind geöffnet für die wesentlichen Dinge. Und diese Sicht auf das Leben macht den Umgang mit dem Tod hoffentlich einfacher. Die letzte Stütze für jemanden sein, der sich damit abfinden muss, dass seine Zeit abgelaufen ist, ist eine große Verantwortung.

Es gibt Erfahrungswerte von Mitarbeitenden, dass Patienten ungefähr 20 Tage im Hospiz verbringen, bis sie sterben. Krankenkassen bewilligen in der Regel vier Wochen Hospiz-Pflege – und sie können unruhig werden, wenn der Tod mal länger braucht oder der Gehirntumor nicht final zuschlägt ...

Auch sterbende Menschen möchten an alten Gewohnheiten festhalten. Allerdings haben sie in ihrer persönlichen Schlussphase oft Schmerzen und müssen Medikamente nehmen. Da geht dann eben nicht mehr die Pulle Pernod vor dem Abendbrot. Oder das Lieblings-Käsefondue mit frittierten Zwiebelringen zur *Tagesschau*. Dennoch versucht das Palliativpersonal, Wünsche für die letzten Lebenstage zu erfüllen. Es wird so gut es eben geht der letzte schwere Weg des Lebens vorbereitet.

In einem Hamburger Hospiz wurde ein Mann aus Italien aufgenommen, der einen Tumor am Oberschenkelknochen hatte. Dieser Tumor wuchs nach außen, die Haut brach mit der Zeit komplett auf, sodass sein Bein vom Oberschenkel bis zum Knöchel eine einzige Wunde war. Große Schmerzen plagten den Mann, der wegen seiner tödlichen Krankheit im Rollstuhl saß. Ihm war bewusst, dass sein Ende bevorstand, und obwohl ihn die starken Medikamente eigentlich ruhigstellen sollten, war er sehr impulsiv und kommandierte alle herum. Er wusste genau, was er wollte – und zwar nicht die letzten Lebenstage untätig und klagend im Bett verbringen. Schon zum Einzug brachte der Krebspatient eine Flasche Portwein mit. Alkohol war in dem Stadium seiner Krankheit und bei den zahlreichen Schmerzmitteln nicht empfehlenswert – was den Mann nicht störte. Im Grunde nachvollziehbar, denn warum sollten die letzten Tage oder Stunden nicht mit den Lieblingssünden gefüllt werden, die etwas Freude bereiten? Meine damals 93-jährige Oma hatte starke Diabetes und durfte nichts Süßes essen. Sie tat es dennoch, obwohl es für sie lebensgefährlich war. Sie sagte dann: »Na und? Warum sollte ich auf den Kuchen-Spaß verzichten? Ich bin doch schon sehr alt. Und muss nicht unbedingt älter werden.«

Der Italiener mit dem Oberschenkelknochen-Tumor war sowieso dem Tod geweiht. Unwiderruflich. Warum also nicht am Portwein nippen? Es verkürzte seine Lebenszeit vielleicht um ein paar Tage. Jedoch waren diese Tage vor dem Tod vielleicht etwas fröhlicher. Alkohol wird im Hospiz durchaus geduldet. Aber nicht überall gern gesehen. Und wenn Medikamente in Verbindung mit Alkohol üble

Nebenwirkungen hervorrufen können, dann muss Flüssigkeit ohne Umdrehungen geschlürft werden.

Die Wundversorgung dauerte bei dem italienischen Patienten oft bis zu zwei Stunden am Tag. Keine leichte Zeit für jemanden, der immer in Bewegung sein wollte. Und so wurde dieser ohnehin schon impulsive Mann nun auch mürrisch. Er suchte sich seine Pflegekräfte aus und wurde wütend, wenn ihn jemand pflegte, den oder die er nicht bei sich haben wollte. Fortan gab es zudem ein tägliches Streit-Thema: Der Krebspatient war starker Raucher und es gab in dem Hamburger Hospiz durchaus Terrassen und Balkone, auf denen das Rauchen möglich gewesen wäre. Jedoch entschied sich der Endzeit-Qualmer dafür, immer im Badezimmer zu rauchen. Erst heimlich. Dann auch vor allen Pflegekräften. Je näher der Sichelmann ist, desto egaler werden manch einem die Mitmenschen. Jeden Tag wurde der auffällige Patient mehrfach ermahnt, nicht im Badezimmer zu rauchen, weil sehr sensible Rauchmelder in den Räumen installiert waren. Schlägt so ein Rauchmelder Alarm, dann kommt die Feuerwehr und es kann viel Geld kosten, obwohl nur eine Zigarette die Verursacherin des Großeinsatzes ist. Tag für Tag, Woche für Woche, Monat für Monat haben die Pflegenden darum gebeten, nicht im Zimmer zu rauchen. Vergebens. Und richtig gelesen: Monat für Monat. Obwohl der große Tumor am Oberschenkelknochen der direkte Weg zur Harfe war, lebte der säuerliche Südeuropäer tatsächlich mehrere Monate im Hospiz. Krankenkassen hassen diesen »Trick« ... Wenn jemand jeden Tag mehrfach gegen Regeln verstößt, dann wird es für das Klinikpersonal mit der Zeit mühsam, die Contenance zu wahren. Die Hamburger Helfer blieben cool. Auch wenn es täglich schwerer wurde.

Eines Tages beschloss der Todeskandidat, auf keinen Fall im Bett zu sterben. Und so versuchte er, so lange wie möglich im Rollstuhl zu bleiben – auch wenn längst schon Schlafenszeit war. Und er bat seine Lieblingspflegekraft eine für ihn sehr wichtige Kerze anzuzünden, wenn er im Sterben läge. Die brennende Kerze im Moment des Todes war sein letzter Wille. Dieses Ritual ist für einige gläubige Menschen die Wegbereitung zu ihrem Gott. Das Licht begleitet die unsterbliche Seele. Dazu hat der warme Kerzenschein eine beruhigende Wirkung.

Nach ein paar Monaten kam tatsächlich der Tag, an dem der Italiener verstarb. Wunschgemäß nicht liegend, sondern im Rollstuhl. Gut gekleidet im Anzug mit Krawatte. Lächelnd und ein Auge geöffnet. Als würde er noch einmal in seine vergangene Welt zurückschauen, ob auch seine Sterbewünsche respektiert wurden. Und tatsächlich: Die Wunsch-Kerze fehlte noch auf seiner letzten Reise. Seine Lieblingspflegerin ging in sein Zimmer, um sich zu verabschieden. Und sie schaute ein einäugiger lächelnder Leichnam an. Die Pflegekraft dachte: »Na super, er beäugt mich.« Und sie wollte ihm schnell seinen letzten Wunsch erfüllen. Die Kerze kam ins passende Glas, das unten offen war, und wurde von ihr auf dem Nachttisch angezündet.

Zehn Minuten später piepste es kräftig. Die Rauchmelder sprangen an. Feueralarm! Jede und jeder im Hospiz wusste sofort: Es war der Italiener. Monatelang war der Alarm ausgeblieben, obwohl seine Zigarettenqualmwolken um die Sensoren gekreist waren. Ausgerechnet bei der Kerze schlugen sie nun an. Allerdings war nicht der kleine Kerzenschein der Auslöser, sondern loderndes Feuer. Die Kerze war offenbar in Windeseile heruntergebrannt, der Nachttisch stand in Flammen und der Italiener war von Kopf bis Fuß verrußt. Sehr skurril. Doch es wurde noch skurriler. Nachdem ein beherztes Eingreifen der Mitarbeitenden Schlimmeres verhindert hatte und der Feuerwehreinsatz noch rechtzeitig gestoppt werden konnte, bot sich den Anwesenden ein merkwürdiges Bild. Um den Toten von der Asche zu befreien, holten zwei Hospiz-Angestellte einen Fön. Sie föhnten die Leiche. Den Kopf, die Schultern, die Arme, die Brust, den Bauch, die Beine, den Tumor. Und genau in diesem Moment ging die Zimmertür auf und zwei Polizisten kamen herein. Sie waren routinemäßig verständigt worden, um den Sterbefall zu überprüfen. Eine verrußte Leiche, die geföhnt wird, wirft durchaus Fragen auf ... Nun könnte man erklären: »Oh, sorry. Wir haben kurz mal eine Leiche abgefackelt, wir föhnen den Ruß nur noch schnell weg.« Kommt wahrscheinlich nicht so gut an.

Natürlich musste dieser Vorfall ausführlich geklärt werden. Und die Todesursache Krebs konnte ärztlich eindeutig bestätigt werden. Brandschutzexperten können gar nicht genug mahnende Zeigefinger in die Luft recken, wenn sie von Kerzen hören, die in unbeaufsichtigten Zimmern vor sich hin lodern. Wahrscheinlich bereitet jedoch ein LED-Licht die Reise ins Jenseits nicht so prickelnd vor. Und eine Aufsichtspflichtperson neben einer brennenden Kerze abzustellen, kann schon mal etliche Überstunden verursachen, wenn der Todgeweihte monatelang weiterlebt. Und ist es tatsächlich so fahrlässig, eine Kerze in einem Raum brennen zu lassen, wenn die einzige Person daneben bereits tot ist? Letzter Wunsch hin oder her: Künftig gibt es in diesem Hospiz Kerzen nur noch im Beisein Lebender.

Einmal im Jahr findet in dem Hospiz ein Abschiedsritual statt. In der Einrichtung werden alle Papier-Türschilder der verstorbenen Patienten und Patientinnen verbrannt, um auch einen symbolischen Abschluss mit ihnen zu finden. Schon wieder Feuer. Und ausgerechnet das Papier-Türschild des Italieners wollte partout nicht brennen … Offenbar hat für ihn genug gebrannt.

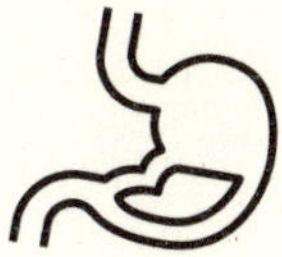

Innere Medizin

Auf die inneren Werte kommt es an

Der Internist ist der Allrounder unter den Medizinern. Er ist der Experte für die Innere Medizin und erkennt Erkrankungen sämtlicher Organe in unserem Körper – teilweise mit Abtasten und mit der Hilfe technischer Geräte. So kann er auch vorbeugend mögliche Gefahren ausmachen, die in unserem Körper lauern. Der Internist versucht, Fehlfunktionen im Inneren des Menschen zu heilen, und ist unter anderem spezialisiert auf unser Bindegewebe, Blut, Herz, unsere Hormone, unseren Kreislauf, Stoffwechsel und die Verdauungsorgane. Also ein Organismusrundumschlag. Der Facharzt für das Innere arbeitet in der eigenen Praxis oder ist in einem Krankenhaus angestellt.

Und dort wurde ein sichtlich angeschlagener älterer Mann eingeliefert, weil er verschiedene Probleme mit seinen Organen hatte. Ein Internist sollte ihn deshalb gründlich durchchecken. Der bemerkte unter anderem bei dem Geplagten einen viel zu hohen Blutdruck. Offenbar halfen die bisherigen Medikamente dagegen nicht mehr und so wurde die Dosis erhöht. Sein Befinden wurde allerdings nicht besser und dann bekam der Leidende zudem noch einen Infekt dazu. Doch auch ein angeordnetes Antibiotikum half nicht. Der zermürbende Zustand verschlechterte sich immer mehr. Es wurde langsam dramatisch. Weitere hinzugezogene Internisten konnten sich keinen Reim darauf machen, warum nicht eine einzige Tablette wirkte. Schließlich fragte der verantwortliche Arzt die Stationsschwester, ob der Patient seine Pillen wirklich schlucke. Diese antwortete dienstbeflissen: »Ja natürlich. Ich stelle ihm immer alle Tabletten hin und nach meinem Rundgang sind alle weg. Da liegt auch nichts in seiner Schublade.« Der Betagte beteuerte ebenfalls vor dem Krankenhauspersonal, dass er alle Medikamente jedes Mal einnehme. Plötzlich bekam der langsam Dahinsiechende zu seinem bedrohlichen Bluthochdruck und dem intensiven Infekt noch böse Bauchschmerzen. Eine Magenspiegelung wurde angeordnet. Vielleicht konnte diese Untersuchung endlich die Ursache klären, woran der Geplagte litt und warum sich sein Zustand zunehmend verschlechterte. Die Gastroskopie sorgte schließlich tatsächlich für Klarheit und entlastete die zuständige Krankenschwester und den Kranken, denn beide hatten die Wahrheit gesagt. Tatsächlich waren die zu den Symptomen passenden Präparate ganz pflichtbewusst vom Patienten geschluckt worden – er hatte sie jedoch nicht aus den Blistern herausgelöst … So verursachten sämtliche Sichtverpackungen im Magen viele Mikroläsionen, also kleine Risse im Verdauungsorgan. Für die bessere Genesung wurden dem Verpackungsschlucker ab sofort alle Medikamente unverpackt überreicht.

Dreimal täglich

Bei manchen Paaren gibt es gelegentlich keinen Geschlechtsverkehr, weil eine Migräne das geplante Liebesabenteuer verhindert. Bei einem jungen Patienten dröhnte jedoch *nach* dem Sex ordentlich der Schädel. Er kam in die Praxis zum Internisten, weil er immer postkoitale Kopfschmerzen hatte. Unter seinem Beischlafbrummschädel litt er sehr und darum machte sein behandelnder Arzt mit ihm verschiedene Tests und neurologische Diagnostik. Unter anderem konnte bei der Bildgebung vom Kopf mittels Kernspin- und Computertomografie »alles Böse« ausgeschlossen werden. Der Internist freute sich über die gute Nachricht, suchte ein schmerzstillendes Medikament heraus und überbrachte dem Schlafzimmerverängstigten die gute Kunde. Künftig könne er kümmernisfrei kopulieren, wenn er eine halbe Stunde vor dem Geschlechtsverkehr eine Pille einnehme. Überrascht registrierte der Mediziner, dass diese einfache Lösung so gar nicht auf Gegenliebe stieß, und er fragte, warum der junge Mann auf diese doch positive Nachricht so traurig reagiere. Dieser aber entgegnete resigniert: »Ja hätten Sie denn Lust, dreimal am Tag eine Tablette zu schlucken?«

Respekt!

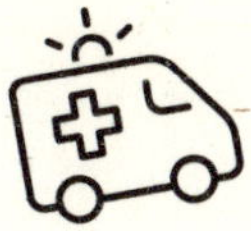

Jagd-Ambulanz

Von echtem Schrot und Korn

Na gut, die medizinische Fachrichtung »Jagd-Ambulanz« gibt es nicht. Komplett ausgedacht. Klingt allerdings durchaus plausibel. Wo viel geschossen wird, steigt auch das Verletzungsrisiko. Ein Arzt oder eine Ärztin direkt an der Seite eines Jägers oder einer Jägerin wäre doch bestechend – auch wenn es sich um Schusswaffen handelt. Nun gibt es einige Lobbygruppen für Waffen, die sämtliche Statistiken aus dem (Jäger-)Hut zaubern und damit beweisen wollen, dass zum Beispiel Putzen gefährlicher sei als das bleierne Ballern auf Böcke. In der eigenen Bude tödlich stürzen soll also um einiges wahrscheinlicher sein, als beim Jagen ins Gras zu beißen. Kein Wunder, denn es gibt 83 Millionen Deutsche und davon sind nur ca. 400 000 Jäger …

Wer kennt nicht die zahlreichen Jäger-Witze. »Treffen sich zwei Jäger …« – das war quasi schon einer. Viele Witzebücher sind voll mit Gags über Herren und Frauen, die im Wald herumschießen. Weil eben doch so viel dabei passieren kann. Und: Es gibt keine medizinische Fachrichtung mit dem Buchstaben J. Deshalb werden in diesem Kapitel nun einfach Jagdunfälle behandelt. Klasse Trick, oder?

Auch wenn ich jetzt spoilere: Es wird ebenfalls nichts zu den Buchstaben X und Y geben. Der vorletzte und vorvorletzte Buchstabe im Alphabet sind bei sämtlichen Auflistungen immer nervig, weil keine sinnvollen Wörter mit ihnen beginnen. Vielleicht gibt es eine sehr fragwürdige Behandlungsmethode mit Xerophyten. Dann verdient diese jedoch auf keinen Fall ein Kapitel in diesem Buch. Moment. Sie haben soeben dieses Wort zum ersten Mal gelesen? Dann betrachten Sie Ihren Kaktus künftig mit mehr Kennerblick. Denn das Stachelgewächs ist ein Xerophyt. Also eine Pflanze, die gut an einen trockenen Standort angepasst ist. Und manchmal ist sogar ein Xerophyt dafür verantwortlich, dass sein Besitzer direkt in der Notaufnahme landet, weil ein Auge den Piksern zu nah gekommen ist. Viel lustiger sind jedoch Jagd-Unfälle.

Versicherungen verteilen seitenlange Unfallverhütungsvorschriften an ihre jagenden Mitglieder, damit diese sich nicht mit ihren Schusswaffen verletzen. Die Sozialversicherung für Landwirtschaft, Forsten und Gartenbau, kurz VSG, erläutert ausführlich in ihrer »Unfallverhütungsvorschrift Jagd«, wie sich Wildschützer zu verhalten haben. In dieser Broschüre ist unter Paragraf 7 sogar eine Bestimmung für eine »sichere Hochsitzkonstruktion« aufgeführt. Die Lauersitze für den Sonntagsbraten müssen regelmäßig gewartet werden, mindestens einmal jährlich. Denn wer hoch sitzt, kann tief fallen. Und es gibt genaue Vorschriften zur Konstruktion. Wortwörtlich heißt es: »Aufgenagelte Sprossen sind nur an geneigt stehenden Leitern zulässig. Sie sind mit den Leiterholmen fest zu verbinden und auf diesen nach unten hin abzustützen.« Wer sich jemals bei einer IKEA-Montageanleitung die Kugel geben wollte, sollte einfach mal nach Regelwerk einen Hochsitz zusammenzimmern ...

Schon beim Besteigen eines Hochsitzes oder beim Hinabklettern können mitgeführte Gewehre oder Pistolen zur Todesgefahr werden. Darum sollten die Patronenlager entladen sein. Auch die Kleidung kann das vorzeitige Ableben befeuern. So sollten bei Gesellschaftsjagden die Keiler-Killer nicht vom gleichen Kaliber sein. Alle beteiligten Jäger müssen sich farblich von der Umgebung abheben. Ein walnussbraunes Wildschwein-Outfit ist also nicht empfehlenswert.

Fallwild kann für Jägersleute auch gefährlich werden. Nun bedeutet dieser Begriff nicht, dass ein Wildschwein von einer Böschung stürzt und den im Wald Umherstreifenden unter sich begräbt. Fallwild sind Tiere aus dem Wald, die ohne Schusswaffenunterstützung sterben. Weil ein Winter zu kalt war, der Hunger nicht gestillt werden konnte oder ein fieser Parasit in ihnen wucherte. Und so ein Parasit kann schon mal den Jäger-Feierabend verderben, wenn Fuchsbandwürmer, Hakenwürmer oder Spulwürmer die neuen Untermieter werden. Infektionskrankheiten, die vom Tier auf den Menschen übertragen werden, heißen Zoonosen. Klingt lustig, ist es aber nicht. Wir können nur hoffen, dass sich die Wildhüter ordentlich die Hände waschen, bevor sie vor uns in einer Bar in die Schale mit den Erdnüssen greifen ...

Mitunter ist für Wildhüter jedoch die eigene Inkompetenz die größte Gefahr. Versehentlich selbstverletzt kommt gar nicht so selten vor. Wie schon beschrieben versuchen zahlreiche Schutzbestimmungen das Unfallrisiko zu minimieren. Aber wer stundenlang allein in seinem Hochsitz hockt, der lässt sich mit der Zeit auch mal gehen. Klar, das kennen wir alle: Beim tagelangen Homeoffice ziehen wir immer denselben Pulli an und verzichten auf Parfum oder gut gestylte Haare. Haben wir an Tag eins noch eine normale Hose an, geht an Tag vier bereits das Schlafoutfit in die Verlängerung und bleibt nach dem Aufstehen praktischerweise gleich angezogen. Mit ähnlichem Gleichmut gähnt sich der Grünrock durch sein Gehölz. Beruhigt durch beschönigte Unfallstatistiken der Waffenlobby wird er auf seinem Bretter-Balkon bräsig – und zack: Schon gibt es einen neuen Waidmannsheil-Witz. Nach wahren Begebenheiten geht der so:

Eine junge Orthopädin in der Notaufnahme einer Klinik in Essen bekam von ihrem Chef den Auftrag, ein Gutachten zu schreiben – über einen befreundeten Patienten ihres Vorgesetzten. Einen Jäger. Der Unfallhergang sei delikat. Und nach einigem Herumdrucksen verriet der Chef, dass sein Kumpel einen Unfall mit seiner eigenen Langwaffe gehabt habe. Die Orthopädin fragte, ob dem Verletzten sein Gewehr auf den Fuß gefallen sei oder auf seinen Kopf? Peinlich berührt verließ der Arzt den Raum und ließ seine Mitarbeiterin rätselnd zurück, was denn nun für ein Notfall auf sie im Behandlungszimmer warten würde. In den Unterlagen stand, dass sich der Jäger in seinem Hochsitz verletzt habe. Dort sei ihm plötzlich das Gewehr heruntergefallen und er habe sich eine Schussverletzung zugezogen. Moment! Laut »Unfallverhütungsvorschrift Jagd« müssen Schusswaffen immer gesichert sein und dürfen nur bei der Ausübung der Jagd geladen sein. Die Laufmündung soll zudem immer dorthin zeigen, wo niemand gefährdet wird. Der Buddy vom Boss in der Orthopädie hatte also sein Gewehr geladen und ungesichert neben sich gestellt und damit sein Gesäß in Gefahr gebracht. Als er seine ordentliche Wumme versehentlich umgestoßen hatte, hatte sich ein Schuss gelöst. Es war ein selbstverursachter heimtückischer Hintern-Hinterhalt. Die Orthopädin musste zweimal hinsehen: Der Jäger hatte sich tatsächlich eine komplette Pobacke weggeballert. Dies ist wirklich eine schwere Verletzung, die auch mit Funktionsverlust einhergeht. Nur mit einer Backe bekommen wir nämlich nicht mehr viel gebacken. Denn wir brauchen den großen Pomuskel, um zu laufen. Außerdem verhindert der *Musculus gluteus maximus*, wie er in der Fachbezeichnung heißt, dass unser Becken nach vorne abkippt. Ist dies der Fall, sollte man höchstens im Hochparterre wohnen, denn Treppensteigen wird ohne richtige Hüftstreckung zur Tortur. Weil der Unfall des Jägers nach hinten losging, bleiben durch seinen selbstverschuldeten Schusswaffen-Schlamassel Folgeschäden. Denn es wächst keine Muskelmasse nach. Deshalb musste ein Gutachten erstellt werden. Glück im Unglück: Die Nerven wie der Ischias und alle Knochen waren unverletzt. Der Hochsitz ist erst einmal tabu und in künftigen Homeoffice-Videomeetings wird der Angeschossene ein Kissen unter sein von Verlust gezeichnetes Sitzfleisch schieben müssen, weil sonst die Gesprächsteilnehmer denken würden, dass seine Kamera schief steht. Denn wie wir wissen: Dieser Unfall ging dem Jäger nicht am Arsch vorbei.

Der Bock geht vor!

Dass Jäger von einem besonderen Schlag sind, zeigt auch diese Geschichte. Mitten in der Nacht wurde ein Mann in ein Allgäuer Krankenhaus eingeliefert, den ein lebensbedrohlicher Herzinfarkt von seinem Hochsitz geholt hatte. Der anwesende Chefarzt kümmerte sich sofort um den herzkranken Waidmann und setzte einen Stent in dessen verstopftes Herzkranzgefäß. Das Gittergerüst aus Metall soll das Gefäß offen halten und verhindert eine neuerliche Verstopfung. Ein Routineeingriff für den operierenden Kardiologen, der den Patienten nach erfolgreicher OP auf die Intensivstation verlegen ließ und wenig später Bekanntschaft mit dem Vater des Jägers machte. Ganz aufgeregt kam der auf ihn zu und wollte seinen Sohn sobald als möglich sehen. Der Chefarzt begleitete den Mann also zur Intensivstation, wo dieser seinen Nachwuchs müde und von der Operation noch ziemlich erledigt in seinem Bett liegend vorfand. »Hast du ihn erwischt?«, war die erste Frage des Vaters. Völlig verwirrt wusste der Patient erst gar nicht, wovon sein alter Herr sprach. »Hast du ihn erwischt, den Rehbock?«, präzisierte er. Ja, hatte er. »Und hat ihn jemand abgeholt?«, war die nächste Frage. Schließlich muss das erlegte Wild möglichst schnell aufgebrochen, ausgenommen und gekühlt werden, um die nötige Hygiene zu gewährleisten. Auch das hatte der Sohn noch organisieren können, bevor es ihn um Haaresbreite fast selbst dahingerafft hätte. Und erst nachdem diese dringlichen Fragen geklärt waren, entspannte sich der alte Jäger und erkundigte sich bei seinem Kind, wie es ihm denn nun eigentlich ginge nach dem Herzinfarkt – sehr herzlich und voller ehrlicher Anteilnahme.

Kinderarzt/Kinderärztin (Pädiatrie)

Klein, aber … oha

Mancher Lärmpegel in diesem Job übertönt jede Baustelle, die U3 bis zur U9 sind hier keine Fortbewegungsmittel und die meisten Menschen schauen zu ihm oder zu ihr auf. Sie können ja auch nicht anders, denn die Zielgruppe reicht vom 52-Zentimeter-Krabbler bis zur 162 Zentimeter großen Teenager-Göre. Wer täglich diesen bunten Mix aus Peppa-Wutz- und K-Pop-Fans unter Kontrolle hat, der oder die kann nichts mehr aus der Ruhe bringen. Willkommen beim Kinderarzt oder der Kinderärztin!

Oft sind die kleinen Kranken auch das kleinste Problem, wenn die hektischen Eltern an ihrer Seite schon hyperventilieren, weil die Kiddies Halsschmerzen haben, sich einmal übergeben mussten oder im Schlaf grunzen. Der ärztliche Beratungsbedarf steigt mit der Ausgefallenheit der Kindernamen. Bei Leopold Balthasar, Mila Scarlett oder Quentin Lennox Valentin kann es bei den Elternfragen schon mal etwas länger dauern. Manchmal haben Kinder in türkischen Familien fast die gleichen Namen, diese unterscheiden sich nur durch einen Buchstaben. Gibt es dann mehrere Kinder, die jeweils nur ein Jahr auseinander sind und ähnlich aussehen, kann das die ärztliche Arbeit durchaus etwas erschweren.

Manche Namen der Knirpse geben zudem noch weitere Rätsel auf. Warum hat niemand den Eltern von Schayenn gesagt, dass die korrekte Schreibweise etwas anders ist? Das arme Mädchen wird nun an keinem Touri-Stand eine Tasse oder einen Kühlschrankmagneten mit ihrem Namen finden.

Wer mit seinem Windel-Wesen unter der Wickeltisch-Wärmelampe länger als zehn Minuten auf ärztliche Betreuung warten muss, wird wahrscheinlich wütend. Ein 6200 Gramm schwerer Torben liebt diese Hitze-Bestrahlung zwar, und die darf aus seiner Sicht gerne noch länger dauern. Vielen Eltern schmilzt dabei jedoch das Hirn weg. In einem Behandlungsraum für Menschen unter 20 Lebensmonaten sind eben auch Papi und Mami anwesend und dieses Zimmer kann für sie eine regelrechte Hitzeplage sein, wenn sie von jeder Seite angestrahlt werden. Eine Mutter hat in einer Kinderpraxis ihr Kind, das eine selbst gestrickte Windel trug, zwar unter die Wärmelampe gelegt, den Sauna-Strahler allerdings mit einem lila Tuch abgehängt. Wahrscheinlich, weil Lila eine beruhigende Wirkung hat. Jeden Handgriff der Ärztin während der U3 an ihrem Säugling beäugte sie sehr streng. Die Vorsorgeuntersuchung wurde schließlich von der besorgten Helikopter-Mama auch abgebrochen, als ein Hüftultraschall anstand. Die Sonografie sei zu viel Stress für das Baby, befand sie. Wie wird sie bei einem der nächsten Besuche wohl reagieren, wenn ihr Strick-Spross bei einem Reflextest sogar erschreckt werden muss?

Andere Eltern gehen mit ihrem Nachwuchs ganz pragmatisch um. Weil vor der Geburt noch nicht alles Babyrelevante besorgt werden konnte und auch der Wickeltisch noch fehlte, staunte die Kinderärztin beim Hausbesuch nicht schlecht, als die kleine Pupserin eines jungen Pärchens beim Windelwechsel einfach unter dem Küchenwasserhahn sauber geduscht wurde. Direkt neben dem aktuellen Abwasch mit Lieblingstasse und Messer mit Haselnussaufstrichrest. Und absolut abgeklärt waren die Eltern mit ihrer Geburt ohne Hebamme zu Hause im Badezimmer gewesen. Alles geplant. Wer sein Kind auf den kalten gekachelten Bereich drückt, lässt es direkt auf dem Boden der Tatsachen beginnen. Der natürliche Prozess des Lebengebens ist einen halben Meter neben der Klobürste und in der Nähe von Papas Granatapfel-Pinienkern-Duschgel gar nicht so ohne.

Denn bei der Entbindung zu Hause kann viel schiefgehen. Der Lokus-Liebling erfreute sich allerdings bester Gesundheit und es hatte keine Komplikationen gegeben. Sogar die Nagelschere war in Griffnähe zur Nabelschnur gelegen. Nach so einer WC-Geburt empfiehlt sich natürlich der Name Chloe.

Mistgabel im Ohr und Mais in der Nase

Bügelperlen sind ein Produkt aus der Hölle, daran gibt es keinen Zweifel. Nichts verteilt sich schneller in den Ritzen und Ecken eines Kinderzimmers als die zylinderförmigen Bastelperlen mit Loch in der Mitte. Gefertigt aus Kunststoff sind sie einzig dafür gemacht, in ebenso dröger wie fisseliger Feinarbeit auf Steckplatten angeordnet zu werden, um dann unter Hitzeeinwirkung zu verschiedenen Motiven vom Herz über den Schmetterling bis zur glupschäugigen Meerjungfrau zu verschmelzen. Für Kinder ein Verschenketraum aus Polyethylen, für Eltern das pure Grauen. Und das vor allem dann, wenn die Bügelperlen auch noch zweckentfremdet werden.

Wie eine Medizinische Fachangestellte beim kinderärztlichen Bereitschaftsdienst einer Marburger Klinik berichtete, fallen vielen Kindern gleich mehrere Orte ein, an denen die Bügelperlen vermeintlich besser aufgehoben sind als auf einer Steckplatte. Top eins: die Nase – was sonst? Am besten ganz nach oben und so weit der Bohrzeigefinger reicht. Alternativ tut's auch das Ohr, aber in die ewige Hall of Fame der ungünstigsten Orte für Bügelperlen schafft man es damit noch lange nicht. Dort landete ein einfallsreicher junger Mann, der nach dem Abholen aus der Kita plötzlich Probleme beim Pipimachen hatte. In bester Entdeckerlaune hatte er sich eine Plastikperle in seinen Penis gesteckt, der bei der mütterlichen Entdeckung des Malheurs bereits deutlich gerötet und schmerzhaft angeschwollen war. Die Mutter ließ die Finger vom besten Stück ihres Sohnes und überließ die undankbare Arbeit einem Klinik-Arzt, der die Perle mit bloßen Händen aus dem wunden Fleisch popelte.

Ähnlich beachtlich war die Leistung eines Kindes, das sich offenbar für das Landleben begeisterte. In seiner Verzückung hatte es sich einen kleinen Hahn eines bekannten Spielzeugherstellers in die Nase gesteckt und dann versucht, mit der Mistgabel desselben Spielzeugsets den Ohrenschmalz aus seinem Gehörgang zu friemeln. Am Ende blieb beides stecken und musste in der Klinik entfernt werden.

Einen vergleichbaren Ansatz hatte ein weiteres Kind verfolgt, das mit einer Nudel, genauer gesagt einer spiralförmigen Fusilli in der Nase ärztliche Hilfe suchte. Seine Erklärung: »Das sah aus wie eine Bohrmaschine und ich wollte meine Popel da rausholen.«

Ähnlich pragmatisch, wenn auch etwas panisch, wirkt dagegen der Fall eines anderen Kindes, das sich ein Geldstück lieber einverleibte, als es mit seinem Geschwisterchen zu teilen.

Gleich doppelt vorsorgen wollte ein Knirps, der sich beim Abendessen etwas für härtere Zeiten zurücklegte. In einem Nasenloch verschwand ein Schinkenwürfel, das andere diente einem Smartie als Versteck. Wen es interessiert: Es war blau und zwar auch dann noch, als es im Krankenhaus wieder zum Vorschein kam. Eindeutig nicht mehr zum Verzehr geeignet war dagegen ein Maiskorn, dessen Anblick der Medizinischen Fachangestellten den Magen umdrehte. Nach zwei bis drei Tagen im feuchtwarmen Nasenmilieu hatte es bereits 5 Zentimeter gekeimt, als es wieder zum Vorschein kam.

Gänzlich unrealistisch erschien den leidgewohnten Krankenhausmitarbeitern der Verdacht eines besorgten Elternpaares, ihr Kind hätte eine Schraube von sage und schreibe 7 Zentimetern verschluckt. Kurz wollten sie die Eltern samt Kind schon wieder nach Hause schicken, dann aber ließen sie doch ein Röntgenbild anfertigen. Und siehe da: Das Kind war kein Freund halber Sachen und hatte nicht nur die Schraube, sondern auch gleich noch das Gewinde mitverputzt. Dieser kleine Patient wurde übrigens stationär aufgenommen, konnte jedoch nach dem nächsten Stuhlgang wieder entlassen werden.

Leichter nachzuvollziehen war die Motivation eines anderen Knirpses, der sein Ohr mit Knetmasse verplombt hatte, um das Geschimpfe seiner Mutter nicht mehr hören zu müssen. Und wenig froh war ein Vater über den Scherz seiner Kinder, der ihn mit Verdacht auf Hörsturz in die Notaufnahme gebracht hatte. Dass er nach dem mittäglichen Nickerchen im Garten auf einem Ohr taub war, lag schlicht an dem Gänseblümchen, das ihm die lieben Kleinen ziemlich akkurat implantiert hatten.

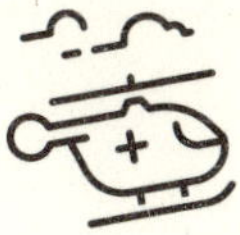

Luftrettung (DRF)

Gefahr auf vier Hufen

Wenn es richtig schnell gehen muss, kommt medizinische Hilfe oft aus der Luft. Vom Notruf bis zum Abheben eines Hubschraubers der DRF-Luftrettung vergehen höchstens 120 Sekunden, und auch in der Luft wird nicht getrödelt. Mit Fluggeschwindigkeiten von bis zu 250 Stundenkilometern erreichen die an 29 Standorten in Deutschland stationierten Rettungsteams alle Ziele bis zu 60 Kilometer Entfernung in höchstens einer Viertelstunde.

Die Teams bestehen immer aus drei Leuten: dem Piloten, dem Notarzt und dem Rettungssanitäter beziehungsweise deren weiblichen Pendants.Sowohl auf dem Boden als auch in der Luft kommen den Sanitätern wichtige Aufgaben zu. In der Luft unterstützen sie den Piloten beim Einstellen der Geräte oder im Funkverkehr, mit festem Boden unter den Kufen assistieren sie dem Arzt. Und wie die folgende Geschichte zeigt, kann das eigene Glück oder Unglück im Einzelfall auch von den individuellen Sprintqualitäten abhängen ...

Ein Rettungspilot erinnert sich noch Jahre später gerne an einen Einsatz, den er als junger Bundespolizist im oberbayerischen Traunstein geflogen ist. Bei einer Gebirgswanderung hatte sich eine Frau den Knöchel gebrochen, die Nacht in einer Schutzhütte verbracht und sollte früh am nächsten Morgen mit dem Rettungshubschrauber abgeholt und ins Krankenhaus gebracht werden. Der Pilot landete also auf einer Koppel in der Nähe der Hütte und die Verletzte wurde mit Schmerzmitteln versorgt in den Hubschrauber geladen. Bei alledem hatte das Rettungsteam zwei flauschige Beobachter: Aus dem nahegelegenen Wäldchen unterhalb der Koppel waren ein Pony und eine Ziege aufgetaucht, die das abwechslungsreiche Spektakel interessiert verfolgten.

So süß guckte das Pony aus seinen großen dunklen Augen, dass der Rettungssanitäter kurz vor Abflug nicht mehr widerstehen konnte. Nur ein Mal ganz kurz wollte er das Pony streicheln. Dem aber ging das übergriffige Verhalten ganz klar gegen den Strich: Hinten schlug es aus, vorne wollte es dem verdutzten Rettungssanitäter in die streichelbereite Hand beißen und begann, ihn zu verfolgen, als er in nackter Panik davonflitzte. Runde um Runde rannte der Retter um den Hubschrauber, immer dicht gefolgt von dem wild gewordenen Pony samt Ziege, die wiederum dem Pony folgte.

Jedes Mal, wenn der Rettungssanitäter wieder an der offenen Tür des Hubschraubers vorbeikam, schrie er dem bewaffneten Piloten zu: »Erschieß das Viech! Erschieß das Viech!« Sechs, sieben Runden ging das so. Bei dem einen floss der Schweiß, bei den anderen, inklusive der Patientin mit dem gebrochenen Knöchel, flossen die Lachtränen. Galopp, Galopp, »mäh«, »Erschieß das Viech«, Galopp, Galopp, »mäh«, »Erschieß das Viech« – ein herrliches Spektakel. Letztendlich hatte der Pilot dann doch noch Erbarmen. Anders, als gewünscht, griff er aber nicht zur Waffe, sondern betätigte den Anlasser des Hubschraubers. Die hartnäckigen Verfolger erschraken bei dem Lärm tierisch, flüchteten zurück in den Wald und ließen einen völlig ausgelaugten Rettungssanitäter nebst der wohl bestgelaunten Patientin zurück, die jemals mit einem Rettungshubschrauber abtransportiert worden ist.

Das stinkt zum Himmel!

Rettungshubschrauber sollten ein paar besondere Eigenschaften aufweisen, die sie für spezielle Einsatzgebiete prädestinieren: einen Rotor mit kleinem Durchmesser etwa, sodass das Luftfahrzeug mit wenig Platz zum Landen auskommt. Natürlich sollte er auch schnell sein und während des Fluges möglichst wenig vibrieren, um die Patienten schonend ans Ziel zu bringen. Ausgestattet sind die Hubschrauber so ähnlich wie Notarztwagen, inklusive Elektrokardiogramm (EKG), Defibrillator, einem Gerät zum Monitoring der Vitalfunktionen und einem Beatmungsgerät.

Für frühgeborene Babys, die schnell in eine Spezialklinik gebracht werden müssen, gibt es sogenannte Inkubatorflüge. Im mobilen Brutkasten herrscht unter anderem die perfekte Temperatur für die Babys, die sonst allzu schnell auskühlen könnten. Ein Schicksal, das freilich in abgeschwächter Form eines Tages auch dem Rettungsteam eines solchen Fluges drohte.

An einem äußerst kalten Wintertag war nämlich die heizende Maschine ausgefallen. Und während das Frühchen in seinem muggelig warmen Inkubator mit autarker interner Heizung lag, froren sich der Pilot samt dem neben ihm sitzenden Rettungssanitäter und dem Notarzt in der dahinterliegenden Kabine kräftig einen ab. Schlimm genug, könnte man meinen, doch auf dem Rückflug kam es noch dicker. Ohne Vorwarnung wehte dem Piloten und seinem Sitznachbarn plötzlich ein übler Geruch um die Nase. Sauer, schweißig, käsig und mit einem Tick gammeligem Kohl, so hätten sie ihn wohl beschrieben. Ein rascher Blick nach hinten offenbarte schnell die Quelle des olfaktorischen Killer-Cocktails: Der Notarzt hatte seine kalten Käsemauken aus den Schuhen geschält und sie zur Steigerung seines Wohlfühlfaktors in den nun leeren Inkubator gesteckt, der nach wie vor aufs Angenehmste temperiert war. Himmlische Bedingungen für die für den Fußgeruch verantwortlichen Bakterien, die im feuchtwarmen Klima geschlossener Schuhe auch ohne Brutkasten das Maximum aus der fatalen Kombination abgestorbener Hautzellen und Schweiß herausholen. Und während sich zwei Drittel der Crew bereits in ihrer persönlichen Hölle wähnten, kramte der hungrige Notarzt allen Ernstes auch noch eine riesige Scheibe müffelnden Käses aus seinem Rucksack ...

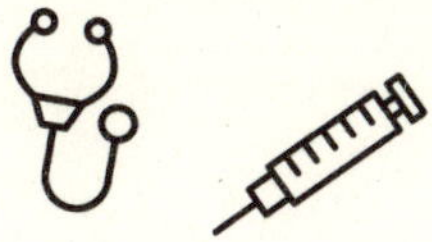

Mannschaftsarzt/Mannschaftsärztin (Sport)

Flicken für den Sieg

Ärzte und Ärztinnen sind oft privilegiert. Ähnlich wie Journalisten können sie an Orten und bei Menschen sein, die für viele unerreichbar sind. Ob im Backstage bei Konzerten, Festivals, im Theater oder der Oper, bei Filmdreharbeiten und Kino-Premieren, im direkten Umfeld von Politikern oder bei Sportveranstaltungen. Sie können die Events oft auf sehr guten Plätzen verfolgen oder sind sogar direkt dabei. Ich habe manchmal neidisch auf den Sportmediziner Hans-Wilhelm Müller-Wohlfahrt geblickt, wenn ich bei Fußball-Weltmeisterschaften die Spiele der Deutschen Nationalmannschaft angeschaut habe. 23 Jahre lang betreute der Orthopäde mit dunkler Kult-Frise direkt am oder auf dem Spielfeld die Kicker. So nah bei wichtigen Turnieren dabei sein zu können und hautnah erleben zu dürfen, wie die Mannschaft den Weltmeistertitel holt, das ist schon beeindruckend. Und *ich* war nur einmal in der zweiten Reihe direkt über Rudi Völlers grauem Vokuhila und durchlitt bei der Europameisterschaft 2004 in Portugal, bei der die DFB-Elf ohne einen einzigen Sieg schon nach der Vorrunde und vor allem nach einem enttäuschenden 0 : 0 gegen Lettland ausgeschieden ist, eine Desaster-Dribbelei. Als Fußball-Fan quälst du dich dann mit Tausenden enttäuschten und verschwitzten bierdunstaussondernden Gestalten Richtung Stadion-Ausgang und schaust peinlich berührt auf das Ländertrikot, welches du trägst. Als Mannschaftsarzt dieses Teams kannst du danach wenigstens in deine Schmerzmitteltasche greifen, ein Opioid trinken und den Abend trotz allem recht fröhlich beenden. Wie gesagt: Ich war immer neidisch auf dieses Jürgen Drews-Double Müller-Wohlfahrt. Oder vielleicht noch ein bisschen neidischer auf seine Schmerzmitteltasche.

Die Schmerzmitteltasche heißt eigentlich richtig Notfalltasche. Und darin sind je nach Sportart nützliche kleine Hilfsmittel, um die Sporttreibenden wieder fit zu machen. Sie sollen nach der schnellen Behandlung ihrer Verletzung ja nicht aufs Sofa und ein Entspannungsschläfchen machen, sondern direkt wieder auf das Spielfeld und ihrer Mannschaft zum Sieg verhelfen. Neben Klammerpflastern, Kompressen, Wundklebern, einem Eisspray und einem Skalpell befinden sich in dieser »Ich muss jetzt ganz schnell die Verletzung notdürftig flicken«-Tasche auch eine kleine Schaufel und eine Taschenlampe.

Eine Taschenlampe! Ich stelle mir Müller-Wohlfahrt vor, wie er bei einem Stromausfall im Stadion mit blutverschmierten Händen den vom Stollen aufgerissenen Oberschenkel von Leroy Sané näht, während er mit seinen Zähnen ganz cool die Leuchte in Richtung Wunde hält. Vielleicht ist die Taschenlampe in der Notfalltasche jedoch auch nur dazu da, bei schummrigem Licht schnell die richtigen Heilwerkzeuge zu finden. Die erste Vorstellung ist allerdings cooler ...

Wird vom Mannschaftsarzt oder von der Mannschaftsärztin gesprochen, denken die meisten gleich an Fußball. Dabei gibt es zahlreiche Sportarten, bei denen immer ein ärztliches Betreuerteam vor Ort ist. Denn auch zum Beispiel beim Eishockey, Handball, Football, Rugby, Hochsprung oder Triathlon kann schnelle Hilfe wichtig sein und am Ende zum Sieg führen. Natürlich war auch hier wieder Müller-Wohlfahrt dafür verantwortlich, dass es bei diesen Sportarten rund läuft. Und am besten lief es mit seiner Hilfe beim 100-Meter-Lauf für Usain Bolt. Der achtfache Olympiasieger konnte sich so oft die Goldmedaillen umhängen, weil an ihm herumgemüllerwohlfahrtet wurde. Der Sprint-Superstar leidet schon lange an Skoliose, einer Verkrümmung der Wirbelsäule, auch sein rechter Oberschenkel musste behandelt werden oder er hatte Schmerzen im Bereich der Achillessehne. Der

Münchner Mediziner wurde für seinen guten Dienst am Körper des Jamaikaners öffentlich geehrt: Mehrfach widmete Usain Bolt seine Goldmedaillen »Mull«, wie Müller-Wohlfahrt von Freunden genannt wird.

Ein Mannschaftsarzt wird von den Sportlern gerne einfach Doc genannt. Wechseln die heilenden Hände am Spielfeldrand oft, so heißt das neue Personal in Weiß praktischerweise einfach weiterhin Doc. Bei einer hohen Fluktuation macht man mit diesem Spitznamen nichts falsch. Denn nicht jede medizinische Fachkraft bleibt einem Verein oder einer Sportart so lange treu, wie der oben erwähnte Mediziner mit dem Severus-Snape-Scheitel. Lena Gehrke erzählte einmal, dass sie gerne Mannschaftssportarten mag, wie Tennis oder Volleyball. Vielleicht war das Topmodel deshalb mehr als zwei Jahre lang mit Kilian Müller-Wohlfahrt liiert, der wie sein Vater auch die Jungs vom FC Bayern München als Arzt betreute. Oder das Topmodel war mit dem Sohnemann des bekanntesten Sportmediziners der Welt zusammen, damit dieser sich einfach erneut in diesem Text breitmachen kann.

Die vielen Docs, die sich Tag für Tag bei sämtlichen Mannschaftssportarten aufopferungsvoll um die Talente kümmern, sind durchaus auch außerhalb eines Wettkampfes mit den Sporttreibenden zusammen, denn sie gehören zum Team. Und da wird dann auch gemeinsam gefeiert. Etwa beim Gäubodenvolksfest in Straubing, einem der größten Volksfeste in Bayern. Über eine Million Biertrinker schütten sich hier alljährlich im August zu. Auch eine Eishockeymannschaft wollte es dort ordentlich krachen lassen. Mit dabei ein noch junger und neuer Mannschaftsarzt, der sich darauf freute, bei dem Besäufnis alle besser kennenzulernen. Denn beim Zuprosten mit einem Maßkrug in der Hand kann man durchaus mehr Sympathien erlangen, als wenn die Eishockeyspieler bei einem wichtigen Turnier nach über zwei Stunden, Overtime und Penaltyschießen in Unterhose vor einem stehen, weil sie bei einer mitternächtlichen Dopingkontrolle unter mannschaftsärztlicher Aufsicht in einen Urinbecher pinkeln müssen. Und so war die Stimmung gut, alle feierten, alle hatten Spaß und der junge Mannschaftsarzt fühlte, dass er im Team angekommen war. Als die Bedienung ein frisch gezapftes Bier für ihn auf den Tisch stellte, zog ein Eishockeyspieler plötzlich seine zwei Frontzähne heraus, warf sie in das Glas des Arztes und rief: »Das ist mein Bier. Nicht, dass da jetzt jemand anderes draus trinkt!« Das ist das Phänomen »Kleine Kinder spucken auf den Kuchen, weil sie ihn allein essen wollen« in der Sport-Edition. Beim Eishockey kommen eben nicht nur Ersatzspieler zum Einsatz, sondern auch Ersatzzähne. Denn in dieser Sportart gibt es brutale Momente oder etwas freundlicher ausgedrückt: Es ist ein durchaus intensiver Sport. Darum sollte bei jedem Spiel die komplette Schutzausrüstung angezogen werden: Bein-, Ellbogen- und Schulterschutz, Handschuhe, Helm mit Visier und ein Tiefschutz. Der zuletzt genannte Schutz heißt wohl so, weil er beim fahrlässigen Weglassen während eines Spiels für eine dauerhaft hohe Stimme sorgen kann. Die komplette Ausrüstung steht zwar für Sicherheit, riecht allerdings nach intensiven und schweißtreibenden Spielen schon nach kurzer Zeit wie ein Iltis-Bau. Es mag sein, dass diese Utensilien den Körper vor schweren Schädigungen schützen – die Riechfunktion der Nase wird dabei jedoch eindeutig als Kollateralschaden geopfert.

Bei so einem intensiven Geruch muss man schon mal in der Eishallen-Umkleidekabine die Zähne zusammenbeißen. Der natürliche Feind der vorderen Beißerchen ist dann im Match der Puck, jedoch auch der Schläger, die Bande am Spielfeldrand – und natürlich insgesamt die Bande auf dem Eis, auch Gegner genannt. Kracht das Kauwerkzeug auseinander, krabbeln die medizinischen Betreuer auf dem Spielfeld herum und suchen auf allen vieren die Zähne oder Stücke davon. Ein weißer Zahn auf weißem Untergrund ist gut getarnt – außer das Blut am Boden führt direkt dorthin. Wer als Eishockeyspieler zum Ende der Karriere noch echte Frontzähne im Mund hat, war für die Mannschaft wahrscheinlich keine große Hilfe.

Früher gab es als Zahnersatz Prothesen, die man jederzeit herausnehmen konnte. Heutzutage sind es Implantate, die in den Mund hineingedreht werden. Gehen dann während des Spiels Keramikzähne kaputt, weil dort ein Puck reindonnert, bleiben zumindest die Metallstifte stehen. Wer dann mit seiner Knabberleiste lachen muss, präsentiert das blanke Metall und erinnert an den James-Bond-Film *Der Spion, der mich liebte*. Darin lächelt der 2,18 Meter große Richard Kiel als Beißer Roger Moore an und zeigt dabei stolz seinen Metall-Mund. Bei den Frauen kam das glänzende Gebiss allerdings nicht so gut an: Der Beißer hatte gerade einmal eine Freundin, Ian Flemings Actionheld dagegen grinste sich als Womanizer permanent Mädels ins Schlafzimmer. Aber was ist schon ein Doppelnullagent gegen einen Sportmediziner mit Doppelvornamen und Doppelnachnamen? Hans-Wilhelm Müller-Wohlfahrt wird es wissen …

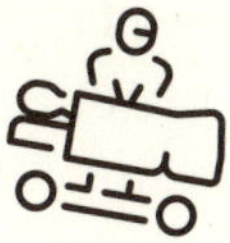

Notaufnahme

Ein Ring, sie zu knechten

Wer im China des 12. Jahrhunderts Bock auf einen Penisring hatte, für den war die Sache klar: Damals wurden dazu die Augenlider von Ziegen zweckentfremdet, wobei aus Gründen der Luststeigerung die dichten Wimpern praktischerweise gleich dranblieben. Wem das jetzt schon ein bisschen zu viel Information war, sollte als »*Casablanca*«-Fan auf keinen Fall an den legendären Satz »Ich schau' dir in die Augen, Kleines« denken, aber das nur am Rande. Nicht nur unter Tierschutz-Anhängern ist diese Variante über die Jahre etwas unpopulär geworden. Auf eine längere Erektion, verursacht durch eine Hemmung des Blutrückflusses, muss trotzdem niemand verzichten. Penisringe gibt es heute aus verschiedenen Materialien wie Silikon, Leder, Gummi, Latex oder Metall. Und abgesehen davon, wofür man sich da entscheidet, kommt es durchaus auch auf die Größe an.

In der Notaufnahme einer Berliner Klinik stellte sich ein Mann vor, der sich für einen Penisring aus Metall entschieden hatte. Nur leider war der, wie sich beim ersten Praxistest herausstellte, nicht nur aus einem »sehr teuren und guten Material«, sondern auch einen Tucken zu klein. Nachdem der Dödel erst mal auf Maximaldicke angeschwollen war, ließ sich das Sextoy keinen Millimeter mehr bewegen. Das Blut blieb, wo es war und der Ring ebenso. Nur die Schmerzen, die nahmen stetig zu. Der diensthabende Arzt hatte durchaus Mitleid mit dem Mann, der sich den Ausgang seines Liebesspiels sicher anders vorgestellt hatte. Wahrscheinlich den Ehering am geschwollenen Finger vor Augen, glibschte er den Patienten-Penis ordentlich ein, doch Latte wie Ring blieben standhaft. Nach und nach probierte der Mediziner verschiedene chirurgische Instrumente aus, mit denen er den Ring zerschneiden wollte – ohne Erfolg. Mittlerweile drohte die Dauererektion die Schwellkörper des Patienten dauerhaft zu schädigen und langfristige Erektionsstörungen zu verursachen. Welche Ironie!

In der Not wusste sich der Arzt schließlich nicht mehr anders zu helfen, als sich selbst Hilfe zu holen. Die Feuerwehr musste her! Denn wer Menschen aus zerbeulten Autos herausschneiden kann, wird ja wohl noch einem eingequetschten Schniepel die Freiheit schenken können. Mit drei Mann rückte die Feuerwehr also an, was dem leidenden Patienten neuen Mut, aber auch ein nie für möglich gehaltenes Maß an Peinlichkeit bescherte. Stück für Stück probierten auch die Meisterschneider ihre Geräte durch, um am Ende bei einem durchaus rustikalen Klassiker zu landen: eine Flex. Und dann ging die Action richtig los. Der Patient, ruhig gestellt mit Schmerzmitteln und einer gehörigen Dosis Valium, bekam wie seine Helfer eine Schutzbrille auf und musste ebenso beschämt wie verängstigt dabei zusehen, wie der Winkelschleifer seinem Glied näher und näher kam und schließlich die Funken sprühten. An dieser Stelle kam übrigens auch dem Arzt wieder eine wichtige Rolle zu: Um zu verhindern, dass die Haut des Penis durch die beim Flexen entstehende Wärme verbrennt, bespritzte er den Ring während des gesamten Vorgangs mit Wasser. Fast wie in einer Sauna dampfte es nun um den nackten Lümmel rum. Und siehe da: Irgendwann war er ab, der Ring. Und weg der Patient. Fast im selben Moment und ohne sich zu verabschieden oder danke zu sagen, rannte er von dannen und ward nie mehr gesehen.

Notruf (ärztlicher Bereitschaftsdienst)

Eine schnelle Nummer

Bundesweit erreicht jeder Anrufer und jede Anruferin den Ärztlichen Bereitschaftsdienst über die Telefonnummer: 116 117. Weitere Kontaktmöglichkeiten für privatärztliche Notdienste finden Interessierte sofort im Internet. Wie schon im Kapitel »Bereitschaftsdienst« erwähnt, kümmern sich unter dieser Nummer oft Allgemeinmedizinerinnen oder Hausärzte um die kleineren Wehwehchen. Richtige Notfälle wählen die 112. Und wer in Küstennähe an der Nordsee oder Ostsee dringend Hilfe benötigt, weil er mit seinem Boot kentert, auf einer Insel gestrandet ist oder vom Strand aus beobachtet, dass eine Schwimmerin mit Krampf im Bein untergeht, der meldet sich am besten via Smartphone bei der Rettungsleitstelle See über die 124 124. Die letzte Nummer kennen die wenigsten und darum wählten sehr viele Zuschauer diese Ziffern während einer Fernsehquizsendung mit Jörg Pilawa. Hier wurde die Frage gestellt, wem diese Kurzwahl helfen könne. Durch die Rateshow wurde die Rettungsleitstelle See der DGzRS (Deutsche Gesellschaft zur Rettung Schiffbrüchiger) bis in die frühen Morgenstunden komplett lahmgelegt. Sind diese Menschen, die sofort neugierig eine für sie neue Notfallnummer anrufen, vielleicht dieselben Hirnis, die es nicht raffen, eine Rettungsgasse auf der Autobahn hinzubekommen, und stattdessen sensationsgetrieben bei dem Unfall vor ihrer Nase mit weit aufgerissenen Augen die Opfer angaffen und teilweise sogar Handyvideos davon machen? Nur eine Theorie …

Einsame Rätselfanmordopfer

Die alten Menschen, die nicht bei AstroTV anrufen, die rufen dafür ganz sicher beim Ärztlichen Bereitschaftsdienst oder dem Notruf an. Okay, das ist vielleicht etwas übertrieben, aber Mitarbeitende, die Schichten bei privatärztlichen Notdiensten oder dem Notruf schieben, nicken beim Lesen dieser Zeilen reflexhaft. Viele Omas und Opas sind einsam und freuen sich, dass sie eine Nummer kennen, bei der sich beim Anruf sympathische Menschen kurz Zeit für sie nehmen. Sie wissen, da geht auf jeden Fall jemand ran und sie können einfach mal mit jemandem reden. So werden die eigentlich für Notfallannahmen geschulten Callcenterangestellten regelmäßig zu Hobbyseelsorgern. Eine Notrufmitarbeiterin erzählte im Podcast »NotAufnahme – Die lustigsten Patientengeschichten«, dass die alten Menschen die Telefonnummer des Ärztlichen Bereitschaftsdienstes oder andere Helferhotlines oft aus Zeitungsannoncen ausschneiden. Das ist quasi das Rentner-Google. Mit Textmarker gerahmt liegt dann die Nummer neben dem Festnetztelefon und wird vor allem gerne in der Vorweihnachtszeit gewählt. Wenn Oma Gertrud gerade einsam ist, weil ihre Familie sich lieber ohne die alte Last auf dem Weihnachtsmarkt gehörig Glühwein in die Gurgel gießt, dann müssen demnächst im Januar viele Telefonisten eine große Anzahl an Überstunden abbauen.

Oft bleibt es auch nicht bei einem Anruf. Viele Wiederholungstäter blockieren regelmäßig mit Nichtigkeiten die Notrufnummern; sie sind Schwafelstammkunden. Manchmal werden sie nach einer längeren Abwesenheit auf der anderen Seite der Leitung sogar vermisst: »Opa Günther hat sich schon länger nicht mehr gemeldet. Er wird doch wohl nicht verstorben sein?!«

Der Inhalt der telefonischen Rückfragen ist oft nicht im Geringsten medizinisch untermauert, so war es auch im Falle eines über 90-jährigen Rätselliebhabers. Nachdem er alle Suchbegriffe waagrecht und senkrecht eingetragen hatte, entdeckte der rüstige

Rentner in seinem Magazin mit den Denkaufgaben einen Artikel. Dort stand als Tipp, dass man im Sommer keine dunkle Kleidung tragen solle, sondern nur helle. Was nebenbei bemerkt eine Erklärung für all die sein könnte, die sich immer schon einmal gefragt haben, warum ältere Menschen beständig beige Klamotten anhaben. Nun wollte der wissbegierige Mann dazu einmal eine medizinische Meinung hören und rief die Hausarzthotline an. Was genau ihm dort geantwortet wurde, ist nicht überliefert. Ich hoffe inständig, dass die Empfehlung hieß: »Trage alles, was du willst. Nur niemals Sandalen mit weißen Tennissocken!«

Neben den Last-Call-Anwärtern wählen glücklicherweise noch andere Altersgruppen die Notfallnummern. Leider wollen aber auch sie nicht unbedingt Notfälle melden und benötigen ebenfalls keine ärztliche Hilfe. Stattdessen ordnen sich diese Leitungsbeleger in das Beratungsstellen-Bingo in die Kategorie »Falsch verbunden« ein. So möchten sie ihren reservierten Tisch stornieren oder noch weitere Gäste für den Abend ankündigen, Autopannen werden gemeldet und Anwaltsauskünfte erbeten. Eine Schnittmenge ins Gesundheitswesen gibt es zumindest ab und an: Einige Anrufer denken, dass sie bei einem Krankenhaus gelandet sind, und möchten sich gerne mit verschiedenen Stationen verbinden lassen. Bei so viel Fehlalarm fragt man sich zwangsläufig, warum permanent Martinshörner um die eigene Wohnung dröhnen, wenn beim Notruf primär Pekingente für sechs Personen geordert wird.

Ein ungewöhnlicher Fall war auch eine Frau, die immer wieder panisch den Notruf anrief, weil sie Personenschutz haben wollte. Angeblich wollte sie jemand demnächst umbringen und sie brauchte deshalb Hilfe. Viele Male meldete sich die Verzweifelte und bei jedem Telefonat rieten ihr die Hotlinemitarbeiterinnen, deshalb bitte die Polizei zu kontaktieren, da dafür kein Arzt zuständig sei. Irgendwann stellten die Callcenterangestellten fest, dass die ermordungserwartende Frau sich schon längere Zeit nicht mehr gemeldet hatte. Ob sie am Ende womöglich recht gehabt hatte …

Frischer Atem im Ohr

Beim ärztlichen Bereitschaftsdienst melden sich tatsächlich auch Menschen, die wirklich diese Nummer wählen wollten und zuvor sogar richtig eingeschätzt haben, dass sie keinen Rettungswagen benötigen, nicht in die Notaufnahme müssen, sondern mit dem Rat eines Artes oder einer Ärztin ihr Problem selbst lösen können oder nach dem Gespräch einen Hausarzt aufsuchen, der außerhalb der üblichen Öffnungszeiten erreichbar ist. Und so meldete sich der Vater einer Großfamilie, weil er seine geräuschunterdrückenden Ohrstöpsel nicht hatte finden können. Nein, er hatte sich wirklich nicht verwählt und wollte keinen Supermarktlieferservice. Der geräuschegenervte Gartenliebhaber wollte sich beim Spielen seiner Kinder gerne geruhsame Minuten ohne Schreien und Weinen im Hintergrund gönnen. Weil er seine Ohrstöpsel aber nicht hatte auftreiben können, hatte er sich der dringlich benötigten Ruhe wegen den nächstbesten Ersatz in seine Lauscher gestopft: biologisch abbaubare Kaugummis. Die verschmutzen wegen des fehlenden Plastikanteils zwar nicht den Planeten, jedoch gehörig die Gehörgänge. Eine ausschlaggebende Abwägung: den Sonntagnachmittag mit Kindergebrüll auf seiner Lieblingsliege ertragen oder für das sehnsüchtige Schlummern unter freiem Himmel die Löffelfüllung voller Ökokauzeug erdulden – und unbewusst damit das Risiko eingehen, die absolute Stille nur im Ärztewartezimmer zu genießen. Ein rettender Ratschlag war telefonisch jedoch nicht mehr möglich: Verklebt musste das Ohr von einem HNO-Arzt wieder gereinigt werden. Ansonsten wäre demnächst auch der grünflächenliebende Großfamilienvater biologisch abbaubar gewesen …

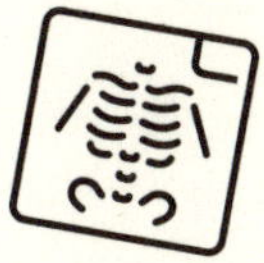

Orthopädie

Beim Ehemann unter den Tisch fallen lassen

Laut der Bundesärztekammer wurden die deutschen Bundesbürger 2021 von genau 416 120 Ärztinnen und Ärzten medizinisch versorgt. Mit 48,5 Prozent waren fast die Hälfte davon Frauen. Doch das bedeutet noch lange nicht, dass das Geschlechterverhältnis in allen Fachrichtungen ausgewogen wäre. Während es in den beliebtesten Fachrichtungen Innere Medizin und Allgemeinmedizin sogar mehr Frauen als Männer gibt, sind Ärztinnen besonders in der Orthopädie ein von Patientinnen selten gesichtetes Phänomen. Im Podcast *Not-Aufnahme – Die lustigsten Patientengeschichten* bezifferte eine praktizierende Orthopädin den Frauenanteil mit gerade einmal 3 Prozent.

Eben jene Ärztin sah in ihrem Wartezimmer einmal einen Patienten, der für seinen Zustand die schlechtmöglichste Variante des Aufstehens wählte. Sich im Hohlkreuz befindend, sprang er wie ein Klappmesser ruckartig auf. Beim Gedanken an den gequetschten Nerv des Patienten, der erst ganz frisch einen Bandscheibenvorfall erlitten hatte, wurde der Ärztin ganz anders. Schon ermahnte sie ihn, er solle sich bitte an die Regeln der Rückenschule halten, die sie doch ausführlich besprochen hätten. Woraufhin der Mann erwiderte, er würde »sonst immer« rückengerecht aufstehen. Eine Rechtfertigung, wie sie reflexhaft den meisten Menschen entkommt, die auf frischer Tat bei einem Fehler ertappt werden. Besonders cool war da der Kommentar einer medizinischen Fachangestellten, die an diesem Tag aufgrund eines Betreuungsproblems ihr Kleinkind mit in die Praxis gebracht hatte. Während sie es auf ihrem Arm trug, sagte sie so trocken wie entlarvend: »Und ich verhüte sonst eigentlich immer!«

Ein anderer Patient wollte sein Rückenleiden gar als Vorwand benutzen, um der leidigen Hausarbeit zu entgehen. Ob sie ihm zur Vorlage für seine Familie nicht ein Attest schreiben könne, fragte er die Medizinerin allen Ernstes. Nö, das konnte und wollte sie nicht. Möglich, dass der Abgeblitzte nicht nur faul war, sondern einem weit verbreiteten Mythos auf den Leim gegangen war. Eine falsche Haltung führe zu Verspannungen und Rückenschmerzen, und was soll gebücktes Staubsaugen oder das Beugen über die Spüle denn sonst bitte sein? Tatsächlich gibt es laut der Fachfrau keine falschen Haltungen. Sogar die lumpigste Lümmelei auf dem Sofa ist okay, solange man die Position zwischendurch wechselt und sich ab und an bewegt. Und ja, darunter fällt auch, sich zwischen zwei Folgen einer Streaming-Serie ein Eis aus dem Kühlschrank zu holen.

Heikler wird es unter Umständen bei Vergnügungen anderer Art. Besonders, wenn bei einem Paar beide Patienten bei derselben Ärztin sind. So kam eines Tages die Ehefrau mit einem gebrochenen Handgelenk in die orthopädische Praxis. Auf die Frage, wie das denn passiert sei, sagte sie ziemlich unverblümt, sie und ihr Partner seien »beim Vögeln« vom Tisch gefallen. Nur, dass ihr Partner nicht ihr Mann, sondern ihr Geliebter gewesen war. Ist es zu euphemistisch ausgedrückt, in diesem Fall von Glück für den Ehemann zu sprechen? Immerhin hatte sich der Liebhaber der Frau beim Sturz vom Techtelmechteltisch mehrere Rippen gebrochen und lag sogar im Krankenhaus. Jahre später hatte die Frau übrigens immer noch beide Männer. Den Liebhaber dank guter Knochenheilung und den Ehemann dank der ärztlichen Schweigepflicht.

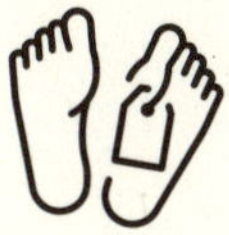

Pathologie

Mit Leichen spielt man nicht

Wenn eine Idee Hand und Fuß hat, dann ist sie wohlüberlegt. Wenn jedoch bei der Idee nur der Fuß eine Rolle spielt ... lieber noch einmal darüber nachdenken!

Im Medizinstudium werden viele angehende Ärztinnen und Ärzte das erste Mal mit Toten konfrontiert. Im Präparationskurs, kurz Präpkurs, lernen sie die Anatomie des Menschen genau kennen und schnippeln an Leichen herum. In der folgenden Geschichte, die sich in den 1970er-Jahren in Freiburg zugetragen hat, lagen diese wachsweiß in einem nach Formaldehyd stinkenden großen Saal auf Tischen und warteten darauf, dass die Studierenden sie auseinandernahmen. Den Toten nicht mehr als Menschen anzusehen, sondern als Sache, das kann bei dieser Arbeit hilfreich sein. Denn manche empfinden Ekel, wenn sie Haut abziehen, die Bauchhöhle öffnen und Organe freilegen sollen. Andere haben in dieser durchaus merkwürdigen Atmosphäre auch Angst – und dann gab es eine junge Studentin, die dabei zu Scherzen aufgelegt war. Während sie eine Leiche präparierte und verschiedene Körperteile in den Händen hielt, beschloss sie, einer befreundeten Studentin einen Streich zu spielen. Sie nahm daher den abgetrennten Fuß ihres toten Lernpartners heimlich mit nach draußen. Raus aus dem Präpkurs, rein in den Kofferraum. Auf dem Parkplatz vor der Anatomie stand der kleine BMW der Freundin. Da ihr Wagen nie abgeschlossen war, war er wie dafür gemacht, einem präparierten Fuß eine letzte Reise zu gewähren.

Von Freiburg aus ist die Schweiz quasi nur einen Fuß weit entfernt. Und genau dorthin wollte die ahnungslose Leichenteil-Fahrerin. Zur Erinnerung – wir sind in den 1970er-Jahren und da gab es noch Grenzen zwischen den europäischen Ländern. Und so eine olle Schrumpel-Sohle, die tot zwischen Ersatzreifen und Warndreieck liegt, kann durchaus eine lange Nacht in Polizei-Obhut verursachen. Die unbescholtene junge Frau wurde von den Zöllnern jedoch durchgewunken. Keine Kontrolle. Auch nicht auf dem Rückweg. Über 140 Kilometer legte der Fuß in dieser Nacht zurück. Tot, aber mobil. Erst zu Hause in Freiburg öffnete die Medizinstudentin ihren Kofferraum und entdeckte den blinden Passagier. Jetzt bekam sie kalte Füße – wobei der kälteste Fuß genau genommen im Kofferraum lag ... In ihrer Panik schmiss sie den Leichenrest einfach weg. Bloß raus aus dem Wagen.

Am nächsten Morgen sprach sie ihre morbide Scherz-Freundin in der Uni auf die Sache mit dem Fuß an. Und der wurde in diesem Augenblick schlagartig klar, was sie da eigentlich getan hatte. Hätten die Schweizer Grenzbeamten die Todesfracht entdeckt, dann wäre sie sicher von der Uni geflogen wegen Leichenfledderei und so. In Deutschland wird der Diebstahl von Leichenkörperteilen übrigens als Störung der Totenruhe mit einer Freiheitsstrafe bis zu drei Jahren oder mit einer Geldstrafe geahndet. Das ist bei dieser Geschichte jedoch nur eine interessante Fußnote.

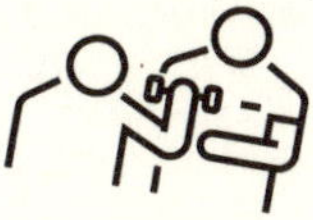

Physiotherapie

Das wird sich schon wieder einrenken

Es gibt Momente im Leben, da möchte man am liebsten die morgendlichen Motivationskarten aus dem Fenster werfen, den antrainierten Achtsamkeitsatem wegpusten oder den Anti-Stress-Ball anzünden. Nicht jeder Tag ist eben ein Geschenk. Du bist nicht gut so, wie du bist. Und du hast auch nicht die Macht, dein Leben nach deinen Wünschen zu gestalten. Diese bitterbösen Erkenntnisse erlangen alle Menschen, die schon einmal versucht haben, in näherer Zukunft einen Termin in einer Physiotherapiepraxis zu ergattern. Fragt man unter Schmerzen am Telefon, ob man vorbeikommen könne, bevor das gerade geborene Baby Abitur macht, gibt es am anderen Ende der Leitung nur ein verächtliches Lachen. Es dauert schlicht eine Ewigkeit, bis man endlich zur Krankengymnastik darf. Nur die deutsche Bahn braucht länger. Und im Baumarkt ist das Auffinden eines Mitarbeiters, der einem weiterhelfen kann, ein noch zeitintensiveres Unterfangen. Manche Rückengeplagte telefonieren tagelang verschiedene Praxen ab, um noch vor der Rente eine Behandlung zu bekommen. Willkommen beim Bandscheiben-Bingo! Der dezente Hinweis beim Termingespräch, dass man ja Privatpatientin sei und vor allen anderen drankommen müsse, kann ebenfalls nach hinten losgehen. Ein Physiotherapeut blättert dann besonders gerne den Kalender weiter und schlägt noch ein paar Wochen obendrauf.

Doch warum dauert es eigentlich generell so lange? Der Fachkräftemangel ist in diesem medizinischen Bereich besonders ausgeprägt.

Es rücken für den Rücken kaum neue Bewegungstherapie-Begeisterte nach. Junge Menschen interessieren sich einfach nicht mehr fürs Körperkneten.

Dabei wird es immer wichtiger, Menschen wieder fit zu machen beziehungsweise – in der Fachsprache – durchzumobilisieren, denn über 60 Prozent der Deutschen leiden etwa an Rückenschmerzen. Bei wiederum einem Viertel davon ist die Bürde sogar chronisch. Das Bewegungsverhalten vieler Patienten sollte also optimiert werden. Allerdings darf man die Physiotherapeutin nicht Masseurin nennen – das hören die Physos gar nicht gerne. Denn ihr Behandlungssziel ist möglichst weit weg von der Liege! Patienten werden durch sportliche Aktivität oft schneller fit und erzielen deutlich bessere Ergebnisse, als wenn sie nicht aktiv herumliegen, während andere Hand an ihren Körper anlegen. Nur müssen sie dafür ihren inneren Schweinehund besiegen, täglich den Hintern vom Sofa hochkriegen und zum Beispiel joggen, auf der nächsten Wiese hüpfen oder einfach Treppen steigen. Dadurch wird der Bewegungsapparat gestärkt. Und wer täglich lange vor dem Computer arbeitet, sollte regelmäßig die Position verändern. Schon leichte Lockerungsübungen fördern die Gesundheit: Hauptsache, der Körper ist immer mal wieder in Aktion. Einige Experten meinen gar, dass 90 Prozent der Rückenschmerzen nur durch Bewegungsmangel zustande kommen.

Manche Menschen sind beim Thema Sport jedoch ein außergewöhnliches Ausrede-Ass. Eine Physiotherapie-Patientin in Köln etwa sagte mit Blick auf ihr stattliches Gewicht entschuldigend: »Ich wiege 100 Kilogramm – aber mit Knochen!«

Überhaupt die andauernden Ausflüchte. Das Sich-selbst-Betrügen beginnt oft schon direkt nach dem Verlassen der Praxis. Gerade eben hat die Geläuterte noch die Handlungsempfehlungen für eine gute Genesung mit auf dem Weg bekommen und schon wenige Sekunden danach streikt das Kurzzeitgedächtnis: »Nö, das ist ja anstrengend und macht überhaupt keinen Spaß. Weg mit diesen Infos!« Trotz der guten und wichtigen Bewegungsratschläge muss also schnell noch eine höhere Instanz Überzeugungsarbeit leisten. Das Unterbewusstsein bringt sich in Stellung. Und so wandert dann der Blick erwartungsfroh Richtung rechter Schulter, auf der urplötzlich ein kleines Teufelchen erscheint, welches ins Ohr flüstert: »Mach das nicht!« Bis hierhin ist der Entscheidungsprozess noch gar nicht problematisch. Direkt in alte Gewohnheiten verfällt man allerdings, wenn sich auch auf der linken Schulterseite ein kleines Teufelchen zeigt, weil das Engelchen offenbar gerade frei hat ... So muss es in München gewesen sein, als dort ein Physotherapeut seiner Kundin sehr ernst mitteilte, dass diese ab sofort überhaupt nichts mehr heben dürfe. Gar nichts mehr. Keine Ausnahme! Nach einer Hüft-OP war diese sehr angeschlagen und sollte erst einmal für ein paar Wochen nur auf Stützen gehen und höchstens leichte und wirklich nur unabdingbare Gegenstände in einem Rucksack mitführen, zum Beispiel bei einem Einkauf. Die Patientin versicherte, dass sie sich ausschließlich so fortbewegen werde, und ging nach diesem Ratschlag in einen Supermarkt direkt gegenüber von der Praxis. Dort traf sie etwas später zufällig auf ihren Gelenkklempner, der sich schnell etwas für seine Mittagspause kaufen wollte. Doch sein Hungergefühl wich großem Erstaunen. Die Frau mit der heiklen Hüfte stolperte ungelenk mit gebeugtem Körper zur Kasse, keine Krücke weit und breit. In ihrer linken Hand hielt sie wackelig eine große Melone und mit ihrer rechten Hand balancierte sie Smoothies auf Pizzakartons. Der Verwunderte rief: »Meine Güte. Ich sage das doch nicht für mich. Bitte, bitte, tragen Sie nichts. Wo ist der Rucksack und wo sind die Gehhilfen? Passen Sie doch auf sich auf!« Die Ertappte antwortete verschämt: »Aber ich war doch gerade hier, ich war ja in der Gegend ...« Und auf ihrer Schulter nickten zu dieser Ausrede zwei kleine Teufelchen im Takt.

Diese Anweisung geht nach hinten los

Der natürliche Feind von Physiotherapeuten und Physiotherapeutinnen ist der Pups. Ja, richtig gelesen. Der kleine, gemeine und übel riechende Stinker aus der Patientenhose. Einige kennen diese Situation vom Sport, der Massage oder vor allem auch vom Yoga: Bei den körperbetonten Übungen wird die Verdauung in Schwung gebracht und dabei werden Gase freigesetzt. Sind erst einmal sämtliche Organe im Organismus durchgeschüttelt, muss die dadurch angestaute Luft irgendwohin. Am besten raus. So sind ein herabschauender Hund, die gedrehte Gebetshaltung und der verletzte Pfau durchaus Luftverpester. Aus Körper, Geist und Seele *im Einklang* wird dann *ein Klang* aus Körper, Geist und Seele. Gutes Lüften im Yoga-Kurs ist jedenfalls empfehlenswert.

Auch bei der Physiotherapie werden die Gelenke ordentlich beansprucht und anders als beim Sport weiß die Patientin nicht immer, welche Drehung als Nächstes kommt. Ein Lüftchen zurückhalten wird da schwieriger. Bei einer gesunden Ernährung pupst jeder Mensch täglich etwa 1 Liter, weil wir bei der Nahrungsaufnahme auch Luft schlucken, die wieder raus muss. Zusätzlich entstehen bei der Verdauung Gase, die ebenfalls nicht dauerhaft im Darm bleiben dürfen. Wer frisches Gemüse, viel Obst und Vollkornprodukte zu sich nimmt, bleibt fit – und macht miserablen Mief. Denn Erbsen, Haferflocken und Kartoffeln sorgen dafür, dass der fiese Furz besonders stinkt. Derbe Düfte bedeuten ein gut arbeitendes Verdauungssystem – welches jedoch einsam machen kann. Wer mag schon eine vielfache Flatulenz-Freundin? So riecht der Physiotherapeut schnell, ob seine Patientin gerade einen Quinoa-Hirse-Burger verdaut. Wer also zum Durchkneten muss, sollte vorher lieber viele Proteine zu sich nehmen, denn Eiweiße verursachen nicht so viele Blähungen.

Ein Physiotherapeut war daher ganz froh, dass er während der COVID-19-Pandemie den ganzen Tag seine Nase unter der FFP2-Maske verbergen konnte. Plötzlich rochen seine pupsenden, ungeduschten Patienten nicht mehr so penetrant. Sein Fazit dazu: »Unabhängig vom Lohnniveau ist es in Berlin einfach egaler, wie man bei der Physiotherapie erscheint.« Es ist auch erstaunlich, was sich bei manchen Menschen so alles zwischen den Zehen ansammelt. Eine Pflegefrage, natürlich. Täglich Füße waschen steht offenbar nicht auf jeder To-do-Liste zur Körperhygiene. 2 Kilo abnehmen kann da ganz einfach sein, wenn man das Zehzwischenraumgerollte entfernt (oder einfach mal Zähne putzt). Nur sollte damit keine Pflegefachkraft in Berührung kommen. »Einige haben regelrechte Kraterfüße. Sie sind also pechschwarz«, ist das Resümee eines Physios. Und von ihrem eigenen Körper einmal abgesehen, machen die Stinker dann auch noch in der Praxis Dreck. Eine Patientin sagte beiläufig bei der Verabschiedung im Flur: »Ach ja, ich habe gekotzt – aber jetzt geht's mir besser.« Beim Blick Richtung Liege wurde schnell klar: Ja, sie hatte leider gut gereiert und alles Wesentliche getroffen. Es tropfte intensiv aus dem integrierten ovalen Nasenschlitz für die Bauchlagenbehandlungen herunter.

Mitunter gibt es auch Missverständnis-Dreck. In einem Kölner Krankenhaus bekam eine ältere Frau von einer Physiotherapeutin Hilfe beim Aufstehen aus ihrem Bett. Nach einer Operation benötigen viele Patienten Hilfe beim Aufrichten. Damit das Selbstversorgen gelingen kann, müssen sie jedoch in die senkrechte Position. Das erste Mal aufstehen sollte nur mit Hilfe geschehen, also mobilisierte die junge Fachkraft die matte Dame, die sehr groß und kräftig war, und dachte dabei: »Wenn die sich jetzt hochhievt und bei ihr sackt der Kreislauf ab, dann kann ich die nicht halten.« Nach ein paar Sekunden des Herumwuchtens war bereits eine Pause auf der Bettkante nötig. Mit ihrem Kreislauf sei alles in Ordnung, bestätigte die Aufstehwillige auf Nachfrage. Beim endgültigen Hinstellen sackte sie jedoch plötzlich zusammen, weil offenbar doch die Kraft dazu fehlte, sich vollends aufzurichten. Der Physiotherapeutin war bewusst, dass die Frau in diesem heiklen Moment hinfallen konnte und sich daher nun unbedingt strecken musste. Also gab sie das Kommando: »Sie müssen sich groß machen! Groß machen! Machen Sie groß!« Verwirrt guckte die alte Frau zu ihrer menschlichen Stütze und drückte – allerdings nicht die Beine durch ... So sank zum Glück nicht die ganze Patientin zu Boden, allerdings Teile des von ihr Verdauten. Es ist schon erstaunlich, dass ein Mensch in dieser Situation nicht denkt: »Was will die denn Ekliges von mir?! Nee, ich leg mich wieder hin.« Nein, die brave Befehlsempfängerin kackte einfach auf den Krankenhausboden. Die fassungslose Physiotherapeutin hat in Zukunft die Wortwahl ihrer Kommandos sicher besser überdacht.

Missverständnisse und Mehrarbeit

Viele Patienten kommen mit einer Überweisung zum Körper-wieder-Durchmobilisieren. Nach einem Unfall, Schlaganfall oder altersbedingt müssen eingerostete Gelenke wieder geradegerückt werden. Damit sie richtig behandelt werden können, müssen die Helferinnen mit den heilenden Händen die Rezepte identifizieren können. Leider hat ein Tiger aber oft eine bessere Klaue als so mancher Arzt oder Ärztin. Und so ist auf dem Miniformular nicht immer lesbar, was eigentlich gemacht werden soll oder welche Körperstelle genau gemeint ist. Und selbst wenn scheinbar Klarheit besteht, kann immer noch einiges schiefgehen. So wie bei dieser ärztlichen Beschreibung für einen Knetkunden: rechter Arm, Bizeps kontrakt (hier hat sich also eine Muskelfehlstellung verfestigt, die nicht mehr durch die eigene Kraft des Patienten in die Normalstellung zurückgebracht werden kann). Der Physiotherapeut hat 20 Minuten den Nacken gewärmt, dann machte er ausführliche Bewegungsübungen für die Finger, die Hand, das Handgelenk, den Unterarm und den Oberarm. Fertig. Auf die Frage, ob mit dem rechten Arm nun alles okay sei oder zumindest eine Besserung spürbar wäre, gab es die knappe und unbefriedigende Antwort: »Ähm, ach so. Es ist übrigens der andere Arm ...« – Wieder einmal war beim Aufschreiben des Krankheitsbildes die Seite verwechselt worden. Also alles umsonst. Es folgte eine kurze Durchsage für die weiteren Patientinnen im Wartezimmer der Krankengymnastik, dass sich ihr Aufenthalt definitiv verlängern werde. Bei der Bahn würde man übrigens aus der Ausredenliste für Verspätungen »Verzögerung im Betriebsablauf« auswählen (okay oder vielleicht doch »Signalstörung«, denn bei diesem Begriff fragt niemand nach). Also noch einmal Bewegungsübungen für die Finger, die Hand, das Handgelenk, den Unterarm und den Oberarm. Und dann inständig hoffen, dass danach der Patient nicht sagt: »Ach, nee. Sorry. Es ist doch das Bein!«

Mein Haus, mein Auto, mein Boot, mein Physiotherapeut

Katar und Saudi-Arabien gehören zu den trockensten Ländern der Welt. In diesen subtropischen Klimaregionen gibt es zusätzlich eine hohe Luftfeuchtigkeit. Es ist dort heiß. Sehr heiß. Verdammt heiß. Ungefähr so heiß, wie wenn man bei sich zu Hause in der Küche nachschaut, ob die Pommes schon fertig sind, ahnungslos die Backofentür öffnet und einem dabei direkt das Gehirn wegschmilzt, weil man natürlich vergessen hat, dass einem die abartig heiße Luft direkt entgegenschlägt. So ungefähr fühlen sich Scheichs im August in beiden Ländern. Einige entfliehen dieser unerträglichen Hitze, reisen für ein paar Wochen nach München und Umgebung und genießen dort die kühlen 35 Grad im Sommer. Hier kombinieren die Herren in ihren weißen Gewändern dann gern Urlaub, Einkauf und Operationen. Die bayerische Hauptstadt wird auch als Medizin-Mekka bezeichnet. Der klassische Ablauf sieht dann ungefähr so aus: Für die Scheichs geht es samt verschleierter Entourage von den Golfstaaten an die Isar-Metropole, Direktflug von Doha nach München, dort dann teure Taschen in der Maximilianstraße shoppen, anschließend ausführlich ausruhen im Edelhotel mit stattlichen Sonderwünschen und am nächsten Tag in einer chirurgisch-ästhetischen Klinik weitershoppen – nur dieses Mal 'ne neue Nase. Oder eben die Rückenprobleme beseitigen.

Nicht nur in München gibt es zahlreiche Möglichkeiten für medizinische Eingriffe für die Gäste aus dem Nahen Osten. Auch in den umliegenden Orten haben sich Krankenhäuser darauf spezialisiert, Arabern sämtliche Wünsche zu erfüllen. In einer süddeutschen Rehaklinik an einem bekannten See tummeln sich etwa ebenfalls viele Scheichs. Dort erhielt ein Physiotherapeut ein unmoralisches Angebot von einem Herren im weißen Kaftan, nachdem er diesen mehrere Tage extra lang behandelt hatte. Extra lang war Klinik-Vorgabe, denn die teuren Anwendungen wurden nach Aufwand und direkt bezahlt. Der Mann aus Dubai war überglücklich und sehr zufrieden, dass sein Leid gemindert worden war, und bot dem jungen Physio an, mit ihm in seine Heimat zu ziehen. Dort wolle er ihm ein Haus und Pferde auf einer Koppel schenken. Selbstverständlich gebe es für seine Tätigkeit als privater Scheichdurchkneter auch ein üppiges Gehalt. Der Übersetzer hielt im Anschluss noch einmal alles schriftlich fest und betonte, dass der Krankengymnastikexperte in seinem Reich überall frei leben könne. Ein bisschen Arabisch lernen wäre schon schön, zumindest wichtige Wörter wie zum Beispiel »Schmerz«. In einem warmen Land ohne Geldsorgen leben und mehrere Pferde besitzen – manch einer würde wohl bei so einem Angebot schwach werden und künftig als privater Massageknabe malochen. Doch was würde geschehen, wenn die Rückenschmerzen schlimmer statt besser würden? Wir werden es nicht erfahren, denn der Physiotherapeut lehnte dankend ab. Denn »Ich kauf dich und du machst, was ich will«, das war nicht so wirklich sein Ding.

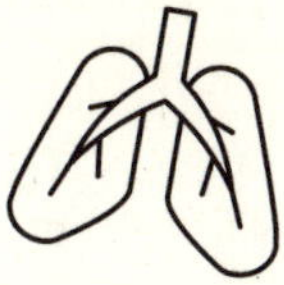

Pneumologie

Viel Luft nach oben

Wer eine riskante Operation vor sich hat, muss schon mal tief durchatmen. Außer es ist eine Lungenkrankheit, die behandelt werden muss – dann ist das gar nicht so leicht mit der Puste. Und einfach auszusprechen ist die Fachrichtung auch nicht, die sich um unser Schnaufen kümmert: Pneu-mo-lo-gie. Sagen Sie das dreimal ganz schnell nacheinander! Wenn Sie dabei zwischendrin eine Atempause einlegen müssen – oh, ohh … Innerhalb von vier Wochen sollten Sie einen Termin bei einer Pneumologin bekommen, sofern Sie auf Ihrer Überweisung einen Dringlichkeitshinweis erhalten haben. *Good Luck*!

Die Lungenheilkunde kümmert sich um Asthma, Bronchitis, COVID-19 und Lungenentzündungen. Auch um die häufig nicht heilbaren Krankheiten wie COPD (chronisch obstruktive Lungenerkrankung), Lungenfibrose und Tumorerkrankungen (zum Beispiel Lungenkrebs). So ist der Pneumologe oft kein Heiler, sondern jemand, der versucht, Schmerzen zu minimieren und das Fortschreiten einer Krankheit zu verlangsamen. In entsprechende Kliniken kommen überwiegend Menschen mit chronischen Erkrankungen. »Ich werde dir was husten!« – dieser Satz ist dort keine Drohung, sondern ärztlicher Alltag. Und *Der Hauch des Todes* ist nicht nur ein James-Bond-Film, sondern Standard in den Räumen der Pneumologie. Denn die Sterberate ist sehr hoch. Viele Patienten befinden sich im Endstadium. Der Lungenkrebs vermiest der Pneumologie regelmäßig die Überlebensstatistik im Vergleich zu sämtlichen anderen medizinischen Fachrichtungen.

Er wird oft zu spät erkannt und so geht die Überweisung in die Lungenfachklinik häufig mit der Bestellung von reichlich Butterkuchen einher – denn den – oder ein anderes Beerdigungsgebäck – gibt es demnächst verlässlich für die Verwandten des Geplagten.

Viele dainscheidende Huster haben zudem unschöne Begleiterkrankungen. Ein Lungenarzt sagte auf meine Frage, ob er prozentual ausdrücken könne, wie viele von seinen Patienten nicht mehr weiterleben würden, dass es statistisch ganz einfach sei – denn diese würden irgendwann ja alle sterben. Er hat mir also was gehustet. Dennoch ist es kein Geheimnis, dass die Pneumis viel Papier benötigen – für die Zettel an den Zehen.

Der Zehenzettel oder Fußzettel wird auch heutzutage durchaus noch verwendet. Damit werden die Verstorbenen markiert, damit es zu keinen Verwechslungen kommen kann. Mit dieser eindeutigen Identifizierung werden die Verblichenen dann in die Pathologie gebracht. Eine junge Lungenfachärztin konnte für ihren Patienten schlussendlich nichts mehr machen, außer den finalen Wisch an den Dicken-Onkel-Zeh zu wickeln. Allerdings kam sie kurze Zeit später wieder mit ihrem Sterbeschriftstück zu ihren Kolleginnen zurück und berichtete, dass das finale Anheften nicht möglich sei. Die anderen Ärztinnen waren irritiert: Konnte sie keinen Knoten machen, hatte sie keine Mullbinde zum Drumwickeln oder wusste sie vielleicht nicht, was sie auf das Papier schreiben sollte? Sie atmete tief durch (und das passiert in einem pneumologischem Zentrum selten) und sagte: »Ich kann den Zettel nicht am Fuß des Patienten befestigen, weil dieser beidseitig Oberschenkel-amputiert ist …«

Etwas mehr Glück hatte eine junge Frau mit schwerer Atemnot, die sich von zwei jungen Männern gestützt in die Klinik kämpfte. Schon auf dem Gang kümmerte sich gleich ein Intensivfachpfleger um sie, bei dem alle innerlichen Alarmglocken schrillten: Eine Patientin, die so mühsam atmete, war eindeutig ein Notfall, bei dem es auf jede Sekunde ankam. Zwischen dem schnellen Hecheln, Röcheln und Schnaufen rief die Verzweifelte: »Ich krieg keine Luft, ich krieg keine Luft!« Weil das Atmen durch die Nase nicht funktionierte, fragte der besorgte Helfer, ob die Schnieferin vielleicht den Mund öffnen könne und ob die Sauerstoffversorgung so möglich sei? Ja, so ging es. Und zwar recht gut. Pure Erleichterung und Überlebensfreude. Der irritierte Pfleger stellte kurze Zeit später fest, dass die Drama-Dame lediglich einen dollen Schnupfen hatte, der ihre Nase verstopfte. Die Möglichkeit des Nur-durch-den-Mund-Atmens war ihr offenbar gar nicht bekannt. Nun haben im Laufe der Evolution verschiedene Lebewesen das Ein- und Ausatmen perfektioniert und sämtliche Varianten entwickelt, um an das heiß begehrte Lebenselixier Sauerstoff zu gelangen. So gibt es nach Millionen von Jahren die bis heute gängigen Formen der Hautatmung, Kiemenatmung, Tracheenatmung und die für uns Menschen äußerst bewährte Lungenatmung. Das Praktische bei uns Zweibeinern: Wir können durch die Nase *und* den Mund nach Luft schnappen. Lediglich Babys können in ihrer ersten Zeit auf diesem Planeten tatsächlich nur durch die Nase atmen, finden jedoch schnell heraus, dass sie die frische Brise auch durch den Mund in die Bronchien ballern können. Warum die stark erkältete Frau und ihre männlichen Begleiter im Baby-Level stehen geblieben und damit bis dahin recht gut durchs Leben gekommen waren – auch Darwin würde rätseln ...

Zurück zum Tod. Die Überlebensquote in der Pneumologie ist, wie bereits erwähnt, ausbaufähig. Und so müssen hier viele Verwandte von geliebten Menschen Abschied nehmen. In manchen Krankenhäusern geht dies in sogenannten Abschiedszimmern. Bei gedimmtem Licht ist es ein wenig würdevoller als in sonstigen Krankenräumen, in denen oft mehrere Patienten liegen, das grelle Deckenlicht jeden Winkel ausleuchtet und technische Geräte piepsen und summen. Wenn es diese ruhigen Rückzugsorte nicht gibt, bleiben die Verstorbenen bis zum Zeitpunkt der Leichenschau in ihrem Zimmer und in dieser Zeit können sich die Verwandten vor Ort verabschieden.

Mitunter kann es jedoch bei einem Toten noch mal richtig laut werden. Ein 80-Jähriger hauchte in der Pneumologie seinen letzten

Atem aus. Die Ehefrau wurde kurze Zeit später telefonisch darüber informiert, und der verblichene Gemahl sollte bis zu ihrem Erscheinen auf Station bleiben. Nach einer Stunde erblickte der behandelnde Arzt die frischgebackene Witwe im Krankenhaus und informierte die Stationsschwester darüber, dass sich die Ehefrau gleich von ihrem Mann verabschieden werde. »Da ist aber schon jemand da und verabschiedet sich«, erwiderte diese etwas überrascht. »Vielleicht die Tochter?«, murmelte der Lungenfacharzt, schaute in das Zimmer und entdeckte eine ältere Dame, die dem Toten die Hand hielt. Das sah auch die Gattin, die nun direkt neben dem Mediziner stand und anders als ihr Angetrauter noch deutlich schnaufen konnte, und zwar wütend. Dem Pneumologen wurde als Experte für Luft – auch dicke – schlagartig klar, was hier vor sich ging, worauf er sich rasch entfernte. Die Tür des Patientenzimmers schloss sich hinter der erbosten, schnappatmenden Gemahlin und es wurde schnell sehr laut zwischen den beiden Frauen. Die Zankgeräusche drangen deutlich durch das Gemäuer. Es stellte sich heraus, dass die Damen zwar nichts voneinander gewusst und sich zuvor noch nie gesehen hatten, sie jedoch jeweils ein Verhältnis mit dem verstorbenen *Lebe*mann gehabt hatten: als Ehefrau und Lebensgefährtin. Aus diesen Beziehungen war nun jedoch endgültig die Luft raus.

Proktologie

Ganz schön am Arsch

Als Mitarbeiter oder Mitarbeiterin im Gesundheitswesen sollte man manche gängige Redewendung besser vermeiden. Denn es wirkt schon etwas merkwürdig, wenn sich der Augenarzt mit »Man sieht sich!« verabschiedet, die Zahnärztin zum Behandlungsstart sagt: »Bitte die Zähne zusammenbeißen!«, oder der Proktologe fragt: »Na, wo drückt's denn?« Überhaupt ist bei verbalen Anspielungen der Hintern-Doktor oder, wie ihn Kinder auch liebevoll nennen, der »Popologe« absoluter Spitzenreiter. In keiner anderen medizinischen Fachrichtung bieten sich so viele Sprüche und Wortwitze an. Ja, da guckt die Radiologin ganz schön in die Röhre. Der Proktologe reißt sich nämlich für seine Patienten den Arsch auf, und obwohl diese oft die Arschkarte haben, gehen ihm deren Krankheitsverläufe nicht am Arsch vorbei – selbst wenn seine Praxis am Arsch der Welt ist und damit dann alle doppelt gearscht sind.

Es ist klasse, dass sich Mediziner entscheiden, als Proktologe tätig zu sein. Wer mag schon gerne anderen Menschen den ganzen Tag in die Ritze schauen, laufend über Blähungen reden und den Enddarm als ewigen Endgegner akzeptieren? Analfisteln, Hämorrhoiden, Pospalten-Abszesse, Stuhlinkontinenz oder Verstopfungen haben großes Potenzial, den Geplagten den Tag zu verderben. Der Gesäß-Gehilfe lässt einen jedoch nie im Stich und bückt sich immer tapfer tief zum dunklen Loch. Für ihn ist nur entscheidend, was hinten rauskommt. Und jetzt ist endgültig Schluss mit Sitzfleisch-Sprüchen – versprochen!

Obwohl Proktologen Großartiges verrichten – also, hier ist ihr Handwerk gemeint –, bleibt der öffentliche Dank oft aus. Niemand prahlt damit, dass seine beständigen Blähungen nun endlich der Vergangenheit angehören, weil der Arzt bestens geholfen hat. Für viele Menschen ist es ein absolutes Tabu, über ihre Darmprobleme zu sprechen. Während in der Büroküche munter über Halsweh, eine tropfende Nase oder Zahnschmerzen geredet wird, ist es eher selten, dass jemand den verdutzten Kollegen schildert, wie sein harter kugelförmiger Kot aktuell jeden Stuhlgang äußerst schmerzhaft macht. So sind die Untenrum-Heiler meist stille Helden. Lorbeeren gibt es nicht, das ist die Kehrseite der Medaille – okay, das war jetzt wirklich die letzte Hinterteil-Witzelei.

Po-Patienten gehen häufig nicht gleich zum Arzt, auch wenn sie einen hohen Leidensdruck spüren und schmerzgeplagt sind. Als zu peinlich und zu intim empfinden sie ihr Problem. Da soll doch bitte kein Fremder hingucken.. Wenn sie dann endlich ihren Hintern hochkriegen (verdammt, ich kann es einfach nicht lassen!), sind die Darminkontinenz, der anale Juckreiz oder die Steissbeinfisteln schon länger eine Tortur und Krankheitsbilder weiter fortgeschritten. Im eigenen Interesse sollte man am besten früh die Scham überwinden und den Exkrementen-Experten ranlassen.

Die notwendige Behandlung kann dann zusätzlich noch einmal Schmerzen verursachen. An der Austastung des Enddarms und einer Darmspiegelung erfreuen sich in der Regel nur Meister-Masochisten. Durch die hohe Nervenanzahl am Anus ist das Leiden an den Backen stark ausgeprägt. Am besten immer darauf achten, dass in der Hose alles in Ordnung ist und den eigenen Schritt Schritt für Schritt überprüfen. So kann sich jeder täglich nach einer ausführlichen Verdauung und beim langsamen Warmsitzen auf der Klobrille die alles entscheidende Frage stellen: Ist das neue Machwerk ein Idealstinker oder eine Backsteinwurst? Wenn das Bob-in-die-Bahn-Werfen mehrere Tage am Stück brachialer ist, sollte man sich Zeit für einen Po-Befund nehmen. Beim Proktologen und auch beim Urologen gibt es dann die »kleine Hafenrundfahrt«. Was nach gemütlicher Schipperrei in Hansestadt-Fleeten klingt, ist eine manchmal unangenehme Fingeruntersuchung des Pos und hat oft die Krebsfrüherkennung zum Ziel. Begrabbelt werden der Enddarm, die Prostata und der Schließmuskel, außerdem wird das Aussehen des Stuhlgangs gecheckt. Natürlich kommen nicht überall die Fingerchen hin und darum führt der Arzt einen guten halben Meter Schlauch in den After ein. Bei der »großen Hafenrundfahrt« zur Darmkrebsvorsorge ist der Schlauch dann auch schon 150 Zentimeter lang. An ihm sind eine Kamera und eine Lichtquelle befestigt, damit die Darmwand genau angeschaut werden kann. Auf Wunsch gibt es Schmerz- und Schlafmittel. Warum diese Untersuchungen als Hafenrundfahrt bezeichnet werden, ist nicht genau überliefert. Nun gibt es dabei als Therapie nicht einen gemütlichen Boots-Trip auf der Hamburger Elbe mit schönen Sehenswürdigkeiten wie die stattliche Speicherstadt, die sagenhaften St. Pauli-Landungsbrücken oder die eindrucksvolle Elbphilharmonie. Statt Große Freiheit Feierei und Fischmarkt Fischbrötchen heißt es: »Finger im Po, Mexiko« (wobei dieses Lall-Lied durchaus von der Reeperbahn Richtung Hafen zu hören ist). Während manche Labskaus-Ladung nach einer ordentlichen Kiezfeier-Betankung nicht unbedingt den Weg Richtung Darm schafft, sind die Hafenrundfahrten in der Proktologie-Variante gänzlich unhanseatisch – und auf jeden Fall mit Verdauungskanal. Wahrscheinlich heißen sie so, weil es im unteren Hohlorgan, ähnlich wie bei den Kanälen, auf denen Boote fahren, viel zu sehen gibt. Die einzige Ähnlichkeit zum Ankerplatz für Schiffe sind die im Fluss vorhandenen Pontons. Hier steckt zumindest am Anfang des Wortes ein wenig Arsch drin.

Doch zurück in den gekachelten häuslichen Bereich. Wer sein Verdautes selbst beurteilen kann, spart sich eventuell den Besuch beim Popologen. Vorausgesetzt, die richtige Toilette steht im WC. Moderne Toiletten sind für viele Kinder wahre Spielverderber. Jungs und Mädchen wollen am Ende des langen Drückens schon gerne sehen, welche gigantische Wurst sie gelegt haben. Die meisten neuen Toiletten spielen da nicht mit, weil sie Tiefspüler sind. Hier plumpst das glorreiche Geschäft direkt in den Abfluss. Treffer versenkt! Fertig und weg. Vorteil: geringere Geruchsbildung, weniger Spritzer in der Schüssel und Wasser wird auch gespart, weil mit weniger Menge und Druck gespült werden kann. Nachteil: Nicht nur Kinder können das Kacka nicht mehr sehen, auch Erwachsene nicht. Dabei zeigen sich Krankheiten mitunter an den Fäkal-Verfärbungen: Gelbliche Flecken können auf Leberschädigungen hinweisen, gräuliche Flecken deuten auf Gallenprobleme hin und rote Flecken kommen wahrscheinlich von inneren Blutungen, meistens aus dem Darm. Tiefspüler-Toiletten sind immer dann praktisch, wenn man gesund ist. Wer da jedoch für seinen Arzt eine Stuhlprobe vorbereiten soll, stochert meist fluchend im wässrigen Loch nach Verdauungsresten. Der typische Griff ins Klo. Oma und Opa haben hingegen oft einen Flachspüler. Hier landet der fachgerecht verdaute Sonntagsbraten in der Keramik-Kuhle. Bereit zum Bewundern. Okay, der Wasserverbrauch bei Flachspülern ist höher, weil der Schiet mit mehr Schmackes weggespült werden muss, und gewaltige Gerüche halten sich penetranter. Mögliche Verfärbungen und Hinweise auf Krankheiten gehen allerdings nicht so schnell verloren. Übrigens: Auch beim Plumpsklo verabschiedet sich Verdautes auf Französisch und ist direkt verschwunden. Auf Autobahn-Raststätten oder Campingplätzen gibt es noch die sogenannte Stehtoilette, die eigentlich nur ein schwarzes Loch im Boden ist. Viele Menschen, gerade ältere, haben mit dieser »Toilette« ihre Not oder finden sie einfach beschissen (Letzteres vor allem, wenn der Vorkacker nicht so treffsicher war). Dabei ist das Plumpsklo für den Körper tatsächlich eine Wohltat. Um Spritzer zu vermeiden, bücken sich alle sehr tief über das Loch. Und diese Körperhaltung ist ideal, weil sich so der Dickdarm streckt. Wer seine Pizza nie richtig rausbekommt, dem reicht im Badezimmer ein Loch. Neben der häuslichen Wassereinsparung wird so zudem Keramik überflüssig, die in der Herstellung auch Flüssigkeit verbraucht. Besucher könnten bei der WC-Besichtigung jedoch etwas irritiert reagieren und künftige Verabredungen würden wahrscheinlich eher einseitig nur noch bei den Gästen zu Hause erwünscht sein. Dies wäre jedoch ein weiterer Vorteil: Auch so wird der eigene Wasserverbrauch reduziert.

Wer auf seinem Lokus sitzt und sich regelmäßig bei der finalen Essensverabschiedung abartig die Augen aus seinem Kopf drückt, der braucht gar nicht in seinen Flach- oder Tiefspüler schauen, um dort an irgendwelchen Verfärbungen abzulesen, wie es mit der Gesundheit so aussieht. Bei so viel Verstopfung macht man am besten gleich einen Termin beim Proktologen. Denn jetzt geht es womöglich wirklich um die Wurst ...

Es ist kurz vor Popo

Der Proktologe beschreibt die Po-Befunde seiner Patienten auch nach der Uhr. Die meisten Hämorrhoiden sieht man zum Beispiel zwischen drei und fünf Uhr – auch wenn der Schmerzgeplagte sicher darauf pochen würde, dass die fiesen Quälgeister eher bei fünf vor zwölf zu verorten wären. Jeder Mensch hat übrigens an seinem Hintern Hämorrhoiden. Diese Blutgefäße am Enddarmausgang verschließen gemeinsam mit dem Schließmuskel den After. Sitzen wir im gekachelten Bereich bei unserer intimen Drückerei, schwellen die Kameraden ab, dadurch erschlafft der Schließmuskel und wir sind im Geschäft. Schwellen die Hämorrhoiden jedoch nicht ab oder werden gar größer, macht unsere Krankenkassenkarte fröhlich auf ihrer Bucket List für Ärzte, bei denen wir noch nicht waren, einen Haken beim Proktologen. Jetzt am besten dolle drücken – jedoch nicht unten, sondern oben. Und zwar die Daumen, dass die Schmerzen nicht größer werden und die Verstopfung chronisch. Immerhin die Hälfte aller Erwachsenen hat Probleme mit den Hämorrhoiden. Einfach mal bei der nächsten Tram-Fahrt die Mitreisenden anschauen. Hier kennen sich sicher ein paar Sitznachbarn mit Analtampons aus, welche die Hintern-Haut trocken halten können, sollten die kleinen Quäler im Enddarm mal wieder Blutungen verursachen. Neben den Medikamenten sollte auch der Experte ran. Also auf zum Proktologen!

Und dieser tastet in der Regel mit beiden Händen das Gesäß ab und kann so keine Beurteilung notieren. Also muss er diese diktieren. Und dabei kommt es durchaus mal zu Missverständnissen. Wie in einer Praxis in Bergisch Gladbach. Kurze Erinnerung: Po-Befunde werden gern nach Uhrzeiten beschrieben. Eine neue Assistentin und ein neuer Patient waren zusammen im Behandlungszimmer bei einem erfahrenen Arzt, der aus Gewohnheit bei der Beurteilung des Krankheitsverlaufes seiner Gehilfin zurief, dass da ein Befund bei elf Uhr sei. Der Patient entgegnete sogleich irritiert: »Nein, ich schaffe es leider nicht, schon um elf Uhr hier zu sein.« Und die Schwester fügte ebenfalls verwirrt hinzu: »Nee, wir haben doch schon viertel nach drei ...« Der Doktor seufzte nur kurz. Bei so viel Ahnungslosigkeit heißt es einfach die Arschbacken zusammenkneifen und weitermachen.

Shit happens

Ein Patient mit Symptomen eines Darmverschlusses kam mit großen Schmerzen ins Krankenhaus, Abteilung für Allgemein- und Viszeralchirurgie mit Koloproktologie und Thoraxchirurgie. Das klingt alles kompliziert, aber kurz zusammengefasst und absolut Werbespruch-tauglich für diese Station wäre dieser Slogan: Bauch, Brust, Po werden hier wieder froh. Seit Wochen hatte der erwähnte Darmleidende eine Verstopfung, konnte nun nicht einmal mehr essen und hatte sich auch schon übergeben. In seiner Not hatte er große Mengen an Abführmitteln eingenommen, was jedoch nicht half und darum ging er nun (viel zu spät) zum Arzt. Auf dem Röntgenbild sahen die behandelnden Ärzte, dass es sich tatsächlich um einen Darmverschluss handelte. Wahrscheinlich verursacht durch Fäkalien im Enddarm. Erste Maßnahme: mit dem ärztlichen Finger in den After rein, um so den steinharten Stuhl herauszupulen. Diese digitale rektale Untersuchung ist medizinische Handarbeit. Der Arzt prokelte so erst einen harten Brocken raus, dann zwei, dann drei, vier, fünf ... So kann man auch schon mal seinen Tag rumkriegen. Jeder Brocken brauchte seine Zeit – und war er erst einmal draußen, war es jedes Mal ein Erfolgserlebnis für den Patienten und den Arzt. Nach sehr vielen kleinen und harten Erfolgserlebnissen sah der Mediziner am Ende seiner After-Arbeit (quasi die After-Show des Proktologen), was er zu Beginn der Behandlung nicht geahnt hatte. Er bemerkte, dass um seinen Finger herum der Durchfall des Patienten heraussickerte. Der Blockade-Kot war nun raus und jetzt konnte sich das Abführmittel voll entfalten. Durch die Unmengen an Abführmittel gab es Durchfall, der es bedeutend eiliger hatte herauszukommen als die Brocken zuvor. Nun war der Arzt gezwungen quasi im Popo des Patienten innezuhalten, Schmiere zu stehen. Denn zöge er seine Hand aus dem Hintern, würde ein dramatisch großer Druck dafür sorgen, dass die Scheiße explodierte.

Um das Dilemma des Arztes deutlich zu machen, sei ein Vergleich erlaubt, auch wenn der etwas hinkt, da es sich um eine Tretmine handelt .... Wer auf eine Tretmine tritt und dabei das »Glück« hat, dass die Bodenbombe nicht sofort detoniert, der weiß, dass jede Bewegung der Schritt ins Jenseits ist – oder zumindest nicht alle Gliedmaßen den kommenden Tag erleben werden. Für immer regungslos stehen bleiben wäre da die bestmögliche Alternative. Also in unserem Fall einfach vor der Risiko-Ritze verharren und bloß keinen Finger aus dem After ziehen, sonst gäbe es auch hier eine Explosion. Allerdings hatten der Doktor und der Patient da einen Interessenkonflikt. Denn zum ersten Mal seit Wochen spürte der Darm-Geplagte eine deutliche Erleichterung und mit jedem Brocken, der aus seinem Verdauungsloch gepult worden war, waren seine Schmerzen weniger geworden. Jetzt störte nur noch der fiese Finger die Verdauungsfreiheit.

Der Arzt sagte nervös zu einem Kollegen im Raum, dass dieser ihm helfen solle. Geteiltes Leid ist halbes Leid und so. Allerdings hatte der Kollege keine Hand im Patienten, konnte in sicherer Entfernung in Deckung gehen und von dort rufen: »Wir müssen ja nicht beide draufgehen ...« Um den Kollateralschaden jedoch gering zu halten, bat der Arzt, der nicht seine Finger im Spiel hatte, das Pflegepersonal, sämtliche vorhandenen Tücher um die tickende Arschbombe zu legen. Bei einer Pistole ist eine steinharte Kugel vorne und starker Druck hinten. Das Ergebnis beim Schuss ist bekannt. Wir haben es also hier mit einer kackigen Halbautomatik zu tun. Irgendwann ist auch der beste Finger im Po am Ende und trotz des allerschnellsten Herausziehens stand der Mediziner in der Scheiße. Der Patient war in zweifacher Hinsicht erleichtert und der Arzt machte nach der Darm-Dusche direkt Feierabend. Manchmal kommt es eben hart.

Mach kein Scheiß!

Als Kind machte ich recht früh die Bekanntschaft mit einer Untenrum-Ärztin. Beim Spielen spürte ich einen immer größer werdenden Schmerz im Bauch und verabschiedete mich deutlich gebückt von meinem besten Freund. Auf dem Weg nach Hause neigte ich mich immer weiter nach unten, sodass ich gar nicht mehr wirklich gucken konnte, wohin ich eigentlich lief. Ich war ein wandelnder rechter Winkel. Meiner Mutter war schnell klar, dass dies kein Kinder-Scherzgang war und meine komplette Ungesprächigkeit verstärkte ihr Gefühl, dass dieser Tag in der Notaufnahme enden würde. Im Krankenhaus angekommen wurde ich von der Kinderärztin wegen meiner *Der-Glöckner-von-Notre-Dame*-Haltung zu den Darmspezialisten delegiert. Vielleicht war ich ihr als Quasimodo-Nachwuchs auch einfach nur suspekt und wurde deshalb in die nächste Abteilung geschickt.

Und dort wurde nicht lange gefackelt, denn die Ärzte vermuteten einen bevorstehenden Blinddarmdurchbruch. Klingt übel. Ist es auch. Eine lebensgefährliche Bauchfellentzündung droht, weil Bakterien und sogar Darminhalt in die Bauchhöhle gelangen können. Eine Blinddarmoperation gehört zu den häufigsten Eingriffen in Deutschland. Betroffen sind vor allem Kinder und Jugendliche. Die Tatsache, dass ich die größten Schmerzen im rechten Unterbauch hatte und sich dort der Wurmfortsatz befindet, der bei einer Entzündung schnell entfernt werden muss (die sogenannte Appendektomie), untermauerte die Blinddarm-Diagnose. Aber eine Ärztin weigerte sich und wollte nicht, dass an meinem Bauch herumgeschnippelt wurde. Sie konnte keine Notwendigkeit für eine Blitz-OP erkennen. Dies führte sogar zu einem Streit, denn ihre Kollegen wollten mich sofort operieren. Alles direkt vor mir ausgetragen. Nur sah ich die Ärzte dabei nicht wirklich, sondern durch meine gebückte Haltung lediglich ihre hektischen Schattenspiele auf dem Boden – gut ausgeleuchtet durch die grellen Krankenhaus-Lampen.

Die 2 Meter große Frau mit lauter Stimme setzte sich schließlich durch und verordnete mir einen Einlauf, der sich gewaschen hatte. Ihre Vermutung: Darmverschluss. Auch der kann tödlich sein und hier wird ebenfalls oft operiert. Zum Glück erfuhr ich erst viel später, dass ein ekliger Nebeneffekt dabei Koterbrechen sein kann. K o t e r b r e c h e n. Wer das nächste Mal völlig erschöpft und in seinem eigenen Ekel ertränkt bei einer Magen-Darm-Erkrankung auf seinem Donnerbalken hockt, der denke einfach nur daran, dass es noch ärmere Menschen gibt, die ihren eigenen Kot kotzen.

Zurück zum Einlauf. Damit sich der Darm entschlacken kann, nachdem irgendein Hindernis den Durchgang verstopft hat und der Verdauungsinhalt nicht weitertransportiert werden kann, wird auch hier oft zackig die Schere angesetzt. Aus irgendeinem Grund wollte die weibliche Dr. House jedoch meine Haut verschonen. »Der Junge wird nicht operiert!« Stattdessen wurde ich mit Abführmittel gemästet. Eben noch hatte ich die Ärztin geliebt, weil sie mich nicht dem Skalpell ausgeliefert hatte. Schon hasste ich sie, weil ich ein absolutes Toilettenverbot erhielt. Wer jemals eine Überdosis Rizinusöl intus hatte und nicht auf den Pott durfte, der werfe den ersten Klostein! Damit sich alles wieder richtig entwirrt, muss eben ordentlich Kraft ausgeübt werden. Quasi von oben runtertreten. Nun konnte ich schon damals durchaus mit Druck umgehen – nur sollte er nicht abrissbirnenmäßig auf meinen Darm einhämmern. Einfach mal innehalten – das war die Anweisung, die ich zu befolgen hatte. In einer anderen Situation wäre innehalten kein Problem gewesen. Zum Beispiel in einer Hängematte mit einer kühlen Limonade in der Hand oder beim entspannten Comic-Lesen. Jede Menge Stuhl innehalten macht allerdings überhaupt keine Freude!

Von Krankenzimmer zu Krankenzimmer sprach es sich sehr schnell rum, dass ich der Typ war, der nicht kacken durfte. 30 Minuten musste ich auf und ab gehen im Flur, Gang hoch, Gang runter. Verordnet von der Stationsleiterin, die mich persönlich hin- und herscheuchte. Ohne Gnade. Abführmittel plus viel Bewegung minus erleichtern dürfen ist gleich komplettes Durchdrehen. So muss es sich anfühlen, wenn man als Wespe immer und immer wieder mit dem Kopf gegen die Fensterscheibe fliegt und das Draußen dabei so nah erscheint und doch unerreichbar ist. Mittlerweile schaute mir gefühlt das gesamte Krankenhaus zu. Alle Patienten der Darm-Abteilung verfolgten meine Bahnen. Ich bin mir sehr sicher, dass auf mich gewettet wurde: »Der schafft das nicht, gleich ist seine Hose so was von voll!« Die Vorstellung, dass ich mir vor so vielen Leuten fett in die Hose machte, war mein einziger Antrieb, nicht aufzugeben. Darum ertrug ich wie ein Galeerensklave auf einem Ruderboot die verbalen Peitschenhiebe der Einlauf-Ärztin, die immer wieder rief: »Wehe, du gehst auf die Toilette! Es ist ja nur kurz hin- und hergehen.«

Das ist genauso wie nur mal kurz an der einzigen geöffneten Supermarktkasse anstehen, bei der mindestens ein Rentner seinen Einkauf mit seinem seit 86 Jahren gesammelten Kleingeld bezahlen möchte, natürlich die Quittungsrolle gewechselt werden muss und die Kassenkraft an ihrem Klemmbrett mit den zahlreichen laminierten Zetteln immer wieder nervös umblättert und einfach nicht herausfindet, wie teuer die pinke Pitahaya im Angebot ist. Wie nur mal kurz das Waschzeitende abwarten und die Wäsche herausholen wollen, weil seit 23 Minuten auf dem Display der Waschmaschine steht, dass sie nur noch eine Minute läuft. Es ist wie nur mal kurz auf den fünf Minuten verspäteten ICE am Bahnsteig warten, der nach 15 Minuten auf der Anzeigetafel als zehn Minuten verspätet gilt, und nach 25 Minuten als 15 Minuten verspätet und nach 45 Minuten plötzlich ganz ausfällt. Und so ging ich tapfer weiter auf und ab, ignorierte so gut es ging das Klatschen und Rufen der Meute am Rand und hoffte inständig, dass mir nicht gleich die ganze Scheiße um die Ohren fliegen würde. Immer wenn ich den direkten Weg zur Toilette einschlug, versperrten mir unbarmherzige Pflegekräfte den Weg und schickten mich zurück auf meinen Folter-Trip. Noch nie zuvor (und bisher auch nicht danach) hatte ich mich so sehr nach einer einfachen Toilettenbrille gesehnt. Das musste gar kein robuster Duroplast WC-Sitz mit antibakterieller Beschichtung, gerundeten Kanten, gedämpften Scharnieren, Frischwasserstrahl-Intimhygiene und stiller Absenkautomatik sein. Einfach nur ein Lokus zum Reinklötern. Aber die gnadenlosen Thron-Türsteher in Weiß vereitelten in bester »Du kommst hier nicht rein«-Manier meinen Traum.

Nach einer halben Stunde Qual durfte ich. Einfach so. Es wurde mir fast beiläufig mitgeteilt: »Okay, jetzt dann.« Ich durfte tatsächlich auf Klo, kurz bevor mir alles aus den Ohren kriechen wollte. Wie war das noch einmal mit dem Kot kotzen?! Als ich auf die Toilette stürzte, war dies kein stilles Örtchen mehr. Der einzige Shitstorm, nach dem man sich sehnt. Der Darmverschluss war nun nicht mehr tödlich, es löste sich alles ohne Operation. Ein Hoch auf die großartige Ärztin mit (Darm-)Durchblick. Als gebeugter Junge war ich gekommen, erhobenen Hauptes ging ich fort. Und ich hatte eine vollkommen neue Definition des Begriffs »Stuhlgang« gelernt …

Das Anal-Alphabet

»Es ist schon erstaunlich, was da so alles reinpasst.« Das sagte ein Proktologe, den nichts mehr wundert, wenn er in den Anus schaut. Viele Mediziner kennen das Phänomen, dass Menschen sich die absurdesten Gegenstände hinten reinschieben. Und es sind gerade die nicht geistig retardierten Menschen, die ihr Poloch zustopfen. Vielen Betrachtern zieht es regelrecht den Schließmuskel zu, wenn sie Fremdkörper-Röntgenbilder aus der Proktologie sehen. Mittendrin in der Kehrseite sind dann diese beliebten Gegenstände, hier aufgelistet im Anal-Alphabet:

- Akkuladegeräte
  (Praktisch: Hat man vorher sein Smartphone drangehängt, lädt es während der Selbstbefriedigung zusätzlich auf.)

- Bananen
  (Brechen oft ab und sind deshalb ein Notaufnahme-Klassiker.)

- CDs
  (Doppel-Alben für doppelten Spaß.)

- Duschschläuche
  (Egal ob Chrom oder Edelstahl: Hauptsache sehr lang.)

- Eierbecher
  (Wenn schon mit Inhalt, dann diesen wenigstens hart kochen ...)

- Flaschen
  (Sehr beliebt! Viele Pullen sind jedoch das Opening für einen Krankenhausaufenthalt: dem Unterdruck sei Dank. Tipp: vorher in den Flaschenboden ein kleines Loch bohren und mit Klebeband verschließen – sollte das Herausziehen der Flasche nicht möglich sein, das Klebeband entfernen und durch diesen Druckausgleich kommende Röntgenbilder vermeiden.)

- Gurken
  (Sind nicht nur eine sehr wichtige Gemüseart für die Landwirtschaft, weil die Deutschen davon pro Kopf fast 8 Kilogramm im

Jahr kaufen, diese kalorienarme Kost ist auch die absolute Nummer eins beim Hintenrein.)

- Haarbürsten
  (Gerne mit Metallpins und Noppen.)

- Hanteln
  (Die Pomuskeln auch mal von innen trainieren.)

- Instrumente
  (Sehr beliebt: Flöten. Querflöten sind nur für fortgeschrittene Arsch-Akrobaten!)

- Jojos
  (Manchmal vermeidet die rettende Schnur die nächste Krankenkassen-Belastung.)

- Klobürsten
  (Entfernt Spritzer, Ablagerungen und Verkrustungen und sorgt dennoch für Verstopfungen.)

- Lineale
  (Und hier ist die 30-Zentimeter-Variante was für Anfänger!)

- Messer
  (Damit legt man sich auch unters Messer: Not-OP garantiert.)

- Mohrrüben
  (Lieber die Variante mit Grün kaufen.)

- Murmeln
  (Die Dinger werden ja immer irgendwo eingelocht.)

- Nägel
  (Gerne eine ganze Handvoll.)

- Organizer
  (Vielleicht mit dem Terminhinweis: »Bin gerade total voll ...«)

- Pflanzen
  (Ja, auch Kakteen gehören dazu ...)

- Quartette
  (Hier ist vollkommen klar, wer den Schwarzen Peter hat.)

- Riesendildos
  (Auf dieser Liste ist das der unkreativste Gegenstand. Allerdings ist es wahrscheinlicher, dass Obst im Hintern verbleibt als Sexspielzeug.)

- Scheren
  (Eine gespreizte Schere sichert den direkten Weg zum Narkosemittel.)

- Smartphone
  (Nie stimmte diese Aussage mehr: »Du machst immer mit deinem Handy rum!«)

- Taschenlampen
  (Bei einigen Fällen war trotz stundenlanger OP-Odyssee das Licht immer noch an. Gute Batterien.)

- USB-Sticks
  (Im Gegensatz zum Notebook ist es in diesem Fall sogar echt egal, wie rum man die Dinger reinsteckt.)

- Ventilatoren
  (Hier hat man den Dreh eben nicht raus!)

- Wachsmalkreide
  (Kreide fressen mal anders.)

- Xylophon-Schlagstab
  (Mit Takt im Darmtrakt.)

- Yoghurtbecher
  (Wie beim Recycling: bitte vorher auswaschen.)

- Zahnbürsten
  (Danach bitte nicht bei der Mundhygiene verwenden.)

Anus-Ausreden

Genauso abenteuerlich wie die Gegenstände im Allerwertesten sind die Ausreden, warum denn ausgerechnet so ein Fremdkörper darin steckt. Ärzte haben hier die absurdesten Schwindeleien gehört. Vielen ist es sehr peinlich, dass sie zum Beispiel mit einer Taschenlampe im Gesäß in der Notaufnahme landen. Und dann denken sie sich so eine Geschichte aus wie diese: »Ich habe eine merkwürdige Stelle in meiner Pofalte erfühlt und wollte mit der Leuchte nachschauen, was das ist. Dabei ist sie mir versehentlich reingerutscht.«

Wie schon im Anal-Alphabet erwähnt, sind auch Haarbürsten mit Metallpins und Noppen beliebt. Ein Patient hatte das Borstengerät für seine Haarpracht nicht auf dem Kopf, sondern in seinem Po. Den Ärzten in der Notaufnahme verschwieg er zunächst jedoch den Fremdkörper und behauptete, er habe Verstopfung. Der über 70-Jährige war im besten Darmkrebsalter und ein erstes Anzeichen dafür können anhaltende Verdauungsstörungen sein. Also qualifizierte er sich für die »kleine Hafenrundfahrt«. Dabei bahnt sich der ärztliche Zeigefinger im Anus des Patienten seinen Weg und fühlt in allen Himmelsrichtungen herum, um unter anderem die Funktion des Schließmuskels zu untersuchen und die Konsistenz des Stuhles zu begutachten. Eine anschließende Enddarm- und gegebenenfalls auch Dickdarmspiegelung können die Fahrt durch das Tor zur Innen-Welt des Erkrankten dann abrunden.

Der schweigsame Bürsten-Rentner ließ die Tastuntersuchung über sich ergehen und dabei stieß der Arzt mit seinem Finger an das harte Haargerät. Weiter Schweigen. Also machte der Proktologe eine Röntgenaufnahme und stutzte. Er wusste nicht, was dort Merkwürdiges im Darm steckte. Auch der anwesende Radiologe konnte nur mit den Schultern zucken. Sämtliche Ärzte schauten schließlich das Ungetüm im Herren-Heck an und hatten keinen Geistesblitz dazu. Eine Krankenschwester sagte schließlich: »Verdammt, das sieht so ähnlich aus wie meine Haarbürste.« Nachdem das rektale Rätsel gelöst war, erlöste der Untenrum-Helfer den Gebürsteten, indem er den Fremdkörper vorsichtig am Stilende packte und herauszog. Zuvor gab es eine LMA-Spritze. Ja, diese Abkürzung bedeutet tatsächlich »Leck mich am Arsch«. Durch dieses starke Beruhigungsmittel wirkt mancher beherzte Griff in die Poritze fast schon freundschaftlich.

Nach dem Eingriff blieb lediglich die Frage nach dem Warum. Der Mann brach endlich sein Schweigen und lieferte als Erklärung, ohne dabei rot zu werden oder mit der Wimper zu zucken, dass es tief in seinem Loch so fürchterlich gejuckt habe und er sich innen nur mal kurz mit seiner Noppenbürste habe kratzen wollen ... Künftig wolle er das Haarpflegegerät mit Metallpins und Noppen dann doch lieber wieder nur für sein Haupt verwenden. Versprochen. *Hinternher* ist man mal wieder schlauer!

Oft vergeht auch wertvolle Rettungszeit, weil die Sachen-Selbstbefriediger erst einmal ewig versuchen, den Gegenstand mit eigener Kraft und Kreativität herauszubekommen. Dabei wird es meistens noch schlimmer. Ein Mann, der eine größere Flasche in seinem Darm hatte verschwinden lassen und diese ewig nicht zu fassen bekam, wollte in seiner Panik mit anderen Gegenständen den Glaskörper herausfischen. Ein Draht-Kleiderbügel sollte den Flaschenhals packen und aus seinen vier Buchstaben ziehen. Schließlich hatte er die Flasche *und* den Kleiderbügel komplett im Hintergestell. Zum Glück stellte er danach vernünftigerweise weitere Rettungsversuche ein. Oder der Arsch-Entrümpler hatte schlicht keine weiteren passenden Popo-Produkte im Haushalt.

Schaum vor dem Anus

Und dann gibt es da ja noch die Rasierschaumdose. Bei diesem Patienten musste nicht lange gerätselt werden, was sich hier im Pöter befand. Das Röntgenbild verschaffte schnell Klarheit. Nach einer merkwürdigen Ausrede des Reinschiebers folgte der typische Ablauf: Beruhigungsspritze, Narkose, Klemme. Mit der Klemme versucht der Proktologe, den Fremdkörper zu greifen und vorsichtig aus der Pofalte zu ziehen. Diesen scherenartigen Gegenstand gibt es in verschiedenen Größen. Auch nicht medizinisches Personal kann im Internet zum Beispiel eine gewinkelte Darm-Klemme mit immerhin 23 Zentimeter Länge für circa 50 Euro kaufen – und sich damit vielleicht nach einem sexuellen Abenteuer die Action in der Notaufnahme sparen. Bereits gebrauchte Klemmen werden ebenfalls online angeboten: in »1-A-Qualität« für nur 5,50 Euro ... Hey, *no risk, no fun*! Was soll schon passieren? Außerdem ist das Ding ja sowieso fürn Arsch! Und sollte man tatsächlich in der Klemme stecken, holt einen der Onkel Doktor da bestimmt wieder raus. Wobei es nur menschlich ist, wenn bei solchen Rettungsversuchen auch mal Fehler passieren. Im Falle der Rasierschaumdose lief tatsächlich nicht alles glatt. Oder anders ausgedrückt: Die Oberfläche des Behälters war sogar ziemlich glatt und darum benutzte der behandelnde Arzt eine Klemme, die auf der einen Seite scharfkantig war. Blöderweise ritzte das OP-Instrument zu doll an der Dose, sodass nach kurzer Zeit ein Loch entstand. Dadurch entleerte sich der Schaum im Hintern. Sehr schnell. Explosionsartig.

Ein Teil davon schoss zwischen den beiden Pupsbacken heraus und dem Proktologen direkt ins Gesicht. Wie wichtig doch so ein Mund-Nasen-Schutz im medizinischen Alltag sein kann! Bedauerlicherweise war der Helfer mit der Klemme kein Brillenträger. Ein anderer Arzt beobachtete diese Szene (mit ausreichend Sicherheitsabstand), begann sofort zu lachen und sagte: »Na, jetzt kannste dich ja gleich rasieren.«

Au Backe!

Übrigens: Kein Tier auf dieser Welt hat so viel Popo wie wir Menschen. Das klingt komisch, wenn man sich das Sitzfleisch eines Flusspferdes anschaut. Im Vergleich zu unserem restlichen Körper hat jedoch tatsächlich kein anderes Lebewesen mehr Kehrseite als wir. Doch warum haben wir so viel Arsch in der Hose? Unsere starken Pomuskeln müssen zum Beispiel unseren aufrechten Gang koordinieren. Manche Forscher meinen sogar, dass das menschliche Gesäß überhaupt erst unsere Gehirnleistung stark verbessert hat. Nun darf man durchaus bezweifeln, dass Kim Kardashian wegen ihres gigantischen Gesäßes eine kluge Geschäftsfrau geworden ist – ihr Allerwertester bescherte ihr jedoch auch ohne Kopfarbeit ein Vermögen. Und einige Evolutionsforscher meinen mit Blick auf unsere Sitzfläche: Weil eben unter anderem damit der aufrechte Gang möglich war, konnten wir fortan als Zweibeiner den anderen Lebewesen überlegen sein. Wenn man sich jetzt noch einmal das Anal-Alphabet anschaut, ist es jedoch eher zweifelhaft, ob unsere Gehirnaktivität wirklich sooooo außergewöhnlich ist ...

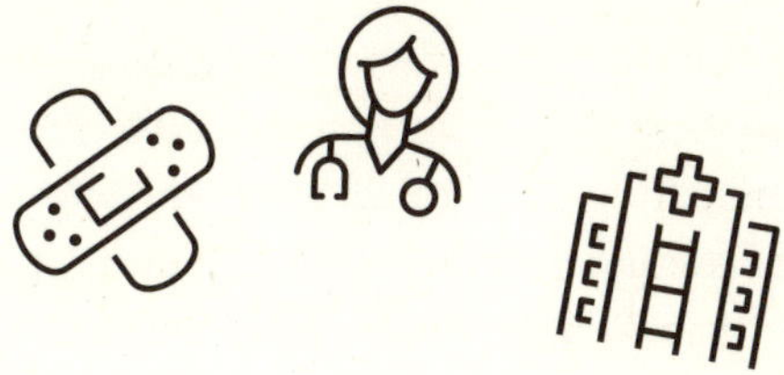

Quickies

Wo Drei-Finger-Peter zu Hause ist

Eine Allgemeinmedizinerin in Hamburg St. Pauli bekam einen neuen Patienten: einen älteren Herrn, der 30 Jahre lang als Matrose zur See gefahren war. Nun, im Alter, war der ehemalige Seefahrer nicht mehr gut zu Fuß. Die harte Arbeit an Deck hatte ihre Spuren hinterlassen. Aus diesem Grund wollte der »blaue Junge« einen Freund von sich dazu autorisieren, künftig seine Rezepte in der Praxis abzuholen. Und wie das rund um die Reeperbahn nun mal so ist: Namen, vor allem Nachnamen, sind nicht mehr als Schall und Rauch. Ein Anruf bei einem weiteren Bekannten sollte Licht ins Dunkel bringen: »Du Horst, sech mol, wie heißt Drei-Finger-Peter eigentlich mit Nachnamen?« Kichernd zur Ärztin: »Eigentlich hat der sogar noch vier Finger.« Aber Horst kannte den echten Namen auch nicht, weshalb in der Akte des alten Schiffsjungen tatsächlich als autorisierter Rezeptabholer Drei-Finger-Peter vermerkt wurde. Kein Seemannsgarn!

Wo tut's denn weh?

Eine einfache, schnelle Nummer erwartete ein Mund-, Kiefer- und Gesichtschirurg in der Notaufnahme eines Krankenhauses, als nachts eine ältere Dame aus einem Seniorenheim eingeliefert wurde. Die Dame war bereits bekannt, weil sie schon öfter eine Kiefersperre gehabt hatte, deswegen ihren Mund nicht mehr hatte schließen können und ihr das Kiefergelenk hatte eingerenkt werden müssen.

Der Arzt näherte sich diesmal also der in einem Rollstuhl sitzenden Patientin, um sich das Problem genauer anzuschauen, als sie plötzlich einen gellenden Schrei losließ. »Ich habe ja noch gar nicht angefangen«, versuchte der Mediziner sie zu beruhigen. Doch die Frau schrie weiter. Auf ein erneutes, überdeutlich artikuliertes und an die Schreilautstärke angepasstes »Ich habe noch gar nicht angefangen« signalisierte sie dem Arzt mit wilden Gesten, er möge doch einmal nach unten sehen. Und siehe da: Die Frau schrie nicht wegen ihres Kiefers, sondern weil der Arzt ihr aus Versehen auf die Zehen gestiefelt und dort stehen geblieben war.

Auge um Auge, Zahn um Zahn

Eines Morgens riss ein schrecklicher Schrei seines Sohnes einen Orthopäden äußerst unsanft aus dem Schlaf. Noch völlig verpennt wollte er dem Filius zu Hilfe eilen und fand ihn in einer äußerst unglücklichen Lage vor: Beim Überstülpen seines Kapuzenpullis war der Sohn mit dem Kopf darin stecken geblieben und hatte ruckartig den Reißverschluss aufgemacht, um seinem Schädel mehr Platz zu verschaffen. Dummerweise war dabei sein Augenlid zwischen die Zähne des Reißverschlusses geraten – autsch! Der schlaftrunkene Vater, von seiner Arbeit durchaus Notfälle gewohnt, kam gleich zur Sache und zog an dem Reißverschluss. Leider nach unten, wodurch das Augenlid noch weiter eingeklemmt wurde. Nach erneuten Urschreien auf der einen und einem kurzen Innehalten samt Brilleholen auf der anderen Seite, packte der Mediziner den Zipper wieder, bewegte ihn nach oben und befreite das malträtierte Augenlid aus der schmerzhaften Umklammerung. Gerötet und geschwollen, ansonsten aber erstaunlicherweise unverletzt.

Blumige Aussichten? Von wegen!

Mit einer Vase am Penis erschien ein Mann in der Notaufnahme einer Uniklinik. Eine insgesamt schon sehr doofe Situation, die schnell noch doofer wurde. Der Mann war nämlich nicht nur selbst Arzt, er kannte auch noch die diensthabende Kollegin. Bemüht, die Peinlichkeit wenigstens schnell zu beenden, schlug sie vor, die Vase einfach zu zerdeppern. Allein, der Kollege wollte nicht. Um zu masturbieren, hatte er seinen Dödel ausgerechnet in die rosenverzierte Vase mit extradünnem Hals gelümmelt, die ihm und seiner Frau dereinst von seiner Schwiegermutter geschenkt worden war. Und wie, bitte, sollte er den Verlust des geilen Deko-Stücks seiner Angetrauten verklickern? Die Ärztin tat also ihr Bestes. Sie versuchte es mit Creme, mit Öl, mit Tinkturen. Immer mehr Kollegen und Pfleger kamen und gingen, doch die Vase gab den inzwischen deutlich dunkel gefärbten und geschwollenen Penis nicht frei. Mit der Absicht, ihn abschwellen zu lassen, legte die Ärztin dann Eis auf das frei liegende Stückchen Pillermann und auf die Vase, die schließlich mit ihrem schniepeligen Inhalt samt Arztanhang ins Kühlfach gelegt wurde. Ein Trick, der bei festsitzenden Eheringen helfen soll, den empirischen Nudel-in-Vase-Test aber nicht bestand. Irgendwann war klar, dass Penis UND Vase nicht beide in Gänze zu retten waren. Schließlich kam ein Mitarbeiter des technischen Dienstes auf einen Kompromiss: Um den Unterdruck innerhalb des Gefäßes zu lösen, sägten die Ärzte den Boden in der Hoffnung ab, dass dieser später vielleicht wieder angeklebt werden könnte. Der Penis war befreit! Und obwohl die Ärztin ihren Patienten-Kollegen in der Folge bei diversen Gelegenheiten traf, ergab sich rätselhafterweise nie ein klärendes Gespräch über Gelingen oder Nichtgelingen der Vasenreparatur.

Knockin' on Heaven's Door

Wie wichtig gerade auch im Arztberuf die richtige Wortwahl ist, führte ein älterer Herr einem durchaus erfahrenen Operateur vor Augen.

Nach gelungenem Eingriff trat der grauhaarige Best Ager an das Bett des Patienten und sagte wörtlich: »Es ist übrigens alles vorbei.« Was er meinte, war, dass sowohl die Operation als auch die Narkose erfolgreich beendet seien und der Patient somit alles hinter sich habe. Der allerdings deutete die Situation in seiner angeschlagenen Lage etwas universeller. Die erste Frage, die der offensichtlich gläubige Bayer darum stellte: »San Sie Petrus?«

Tödliche Verwechslung

Eine Panne, die sie nie vergessen wird, passierte einer Ärztin ausgerechnet bei ihrem ersten Nachtdienst. Wie im Krankenhaus üblich, hatte sie zuvor den ganzen Tag gearbeitet und war bereits ziemlich herunter mit den Nerven, als es mit einer Patientin zu Ende ging. Die Frau hatte schon länger Krebs, ihr Tod kam nicht überraschend. Die Ärztin suchte aus der Akte der Frau also die Telefonnummer ihres Ehemannes heraus, um ihn zu benachrichtigen. Nachts um vier wurde der Gute mit einer Todesnachricht aus dem Bett geklingelt und war entsprechend aufgelöst. Vor allem aber war er verwundert. Er hätte gedacht, es handle sich bei seiner Frau lediglich um einen harmlosen Routineeingriff, sagte er der Ärztin, die sich ihrerseits über die Verdrängungskünste liebender Angehöriger wunderte. Sie drückte dem Mann also ihr Mitgefühl aus und legte schließlich auf. Zehn Minuten später traf sie die Erkenntnis wie ein Donnerschlag und ihr wurde abwechselnd heiß und kalt. Tatsächlich lag auf der Station eine weitere Frau, die denselben Nachnamen wie die verstorbene Krebspatientin hatte. Deren Mann hatte die übermüdete Ärztin aus Versehen angerufen. Sie meldete sich also wieder bei ihm, um die Todesnachricht quasi zurückzunehmen. Man kann sich vorstellen, dass er sich selten so über einen durchaus dramatischen Fehler gefreut haben dürfte.

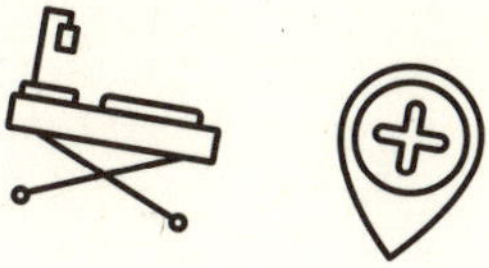

Rettungsdienst und Krankentransport

Die Regeln sind die Regeln

Eine Frau war auf gerader Strecke von der Straße abgekommen (warum auch immer ...) und allein in ihrem Auto sitzend von einem Baum gebremst worden. Der Zustand des stark deformierten Pkw ließ das Team des zuerst eingetroffenen Rettungswagens mit gravierenden Verletzungen rechnen, weshalb sich die Rettungssanitäter und Rettungssanitäterinnen besonders penibel an alle Vorsichtsmaßnahmen hielten. Mit einem sogenannten Stifneck, einer speziellen Immobilisationsmanschette, stabilisierten sie die potenziell verletzte Halswirbelsäule der Patientin und legten ihr danach ein KED-System (Kendrick-Extrication-Device) an. In Verbindung mit der Halskrause werden damit die gesamte Wirbelsäule, der Kopf und der Rumpf unbeweglich gemacht, um nach einem möglichen Trauma weitere Verletzungen zu verhindern. Das KED wird mit mehreren Schnallen und Gurten an der zu rettenden Patientin befestigt, die durch die angebrachten Trageschlaufen aus dem Gefahrenbereich gerettet und später auf eine Trage gelegt werden kann.

Nach der Bergung aus dem Unfallauto lag die Patientin bereits im Rettungswagen, als der hinzugerufene Notarzt sie zum Unfallhergang befragte. Angesichts der Umstände machte die Frau einen erfreulich fitten Eindruck auf den Mediziner, dem in der erzählten Geschichte allerdings einige Ungereimtheiten auffielen. Immer detaillierter forschte er deshalb nach, was genau sich seit dem Aufprall ereignet hatte. Winden konnte sich die Frau in ihrem Zustand freilich nur im übertragenen Sinn, sodass sie schließlich kapitulierte und dem Notfallarzt reinen Wein einschenkte. Tatsächlich war sie direkt nach dem Unfall mehrere Kilometer nach Hause gelaufen und hatte dort ihren Mann angetroffen. Wie erleichtert dieser gewesen war, dass er seine Frau trotz Unfalls unversehrt vor sich sah, ist nicht bekannt. Alles andere als erleichtert war er jedoch hinsichtlich des Betragens seiner Gattin, das er durch und durch ungehörig, zumindest aber unangebracht fand. Sie könne doch nicht einfach die Unfallstelle verlassen, warf er ihr vor. So gehe das ja wirklich nicht, wo käme man denn da hin, wenn das alle machten ... Man kann sich die Situation ziemlich genau vorstellen.

Um die aus den Fugen geratene Weltordnung des Schwaben wiederherzustellen, versuchte er in bester Paulchen-Panther-Manier, die Zeit einfach wieder zurückzudrehen. Also setzte er seine Frau in sein Auto, brachte sie zurück zur Unfallstelle, wies sie an, sich wieder auf den Fahrersitz zu begeben und anzuschnallen, setzte den Notruf ab und fuhr dann selbst wieder nach Hause, um die Dinge ihren zwar skurrilen, aber geordneten Gang gehen zu lassen.

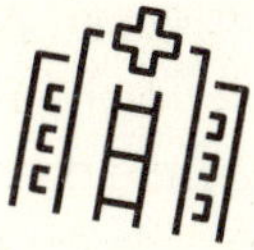

Schockraum

Landluft ist nicht gesund

»Schockraum« klingt nach Geisterbahn auf der Kirmes, nach einem Rätsel für ein Escape-Room-Abenteuer oder nach dem 147. Teil der *SAW*-Horrorfilmreihe. Tatsächlich aber ist ein Schockraum der Mittelpunkt der Zentralen Notfallaufnahme, also ein Raum in der Notaufnahme, der mit verschiedenen lebensrettenden Medikamenten und Geräten ausgestattet ist wie zum Beispiel Narkose- und Röntgengeräten oder einem Ganzkörper-CT. Patienten im kritischen Zustand oder mit drohenden Störungen der Vitalfunktionen, die häufig in Lebensgefahr schweben, können hier effektiv behandelt und anschließend überwacht werden. Oberstes Ziel: den Kreislauf stabilisieren und den Notfall für eine weitere Behandlung vorbereiten. Chirurgen und eine Anästhesistin gehören zum festen Basisteam, weitere Ärzte aus sämtlichen Fachrichtungen, Pflegerinnen sowie radiologisches Personal stehen ebenfalls permanent bereit, um schnell eingreifen zu können. Die Abläufe bei einer Einlieferung sind komplett durchgeplant, damit keine Zeit verschwendet wird und die Überlebenschance am größten ist. Das routinierte Personal arbeitet dabei die Prioritätenliste nach dem Lebensrettungsleitfaden ab: »Behandle zuerst, was zuerst tötet!«

Ein ehemaliger Journalisten-Kollege von mir sammelte früher dpa-Meldungen mit unappetitlichen Unfällen aus der Landwirtschaft. Zugegeben, diese morbide Leidenschaft ist etwas sonderbar. Würden die *SAW*-Macher diesem Hobby folgen, würde es wahrscheinlich weitere 359 Teile der Horrorfilmreihe geben. Denn gemeine Gefahren auf dem Gehöft lauern überall ... Da kann es böse Blessuren beim Fallen von einem Traktor geben. Und wer gar von diesem überrollt wurde, hat bei der nächsten Skat-Runde in der Stammkneipe auf jeden Fall Gesprächsstoff und zuvor seinen Platz im Schockraum sicher. Die Korrelation zwischen der Fallgefahr bei der Obsternte und der Anzahl von Reanimationen durch medizinisches Personal ist hoch. Beim Mähdreschen oder Pflügen schadet es zudem nicht, nach dem Einsatz der verschiedenen Bodenbearbeitungsgeräte den Bestand seiner Finger auf Vollständigkeit zu überprüfen, inklusive Daumen. Auch Dünge- und Pflanzenschutzmittel können den direkten Weg zum Schockraum ebnen, weil sie Verätzungen oder Vergiftungen hervorrufen können. Die ständig staubige Luft in Ställen kann Allergien oder andere Atemwegserkrankungen verursachen. Da heißt es ebenfalls: »Gehe in die Notaufnahme. Begib dich direkt dorthin.« Und wer bei landwirtschaftlichen Geräten wie Ackerwalze, Feldhäcksler, Kettensäge, Mulcher oder Rasenmäher keine schaurigen Splatter-Gedanken bekommt, dem ist sogar im Schockraum nicht mehr zu helfen. Was bereits ein simpler Rasenmäher oder ein Küchenmixer für Blutorgien anrichten kann, wissen wir spätestens seit der Horrorpersiflage *Braindead* – und gegen diesen Film ist sogar die gesamte *SAW*-Reihe Kinderfasching.

Die meisten Landwirtschaftsunfälle passieren jedoch mit Tieren. Oder, wie es eine Tierärztin einmal formulierte: »Bück dich nicht im Bullenstall!«

Die bizarre Brutalität des Bauernhofs beschert uns nun jedoch keine abgetrennten Gliedmaßen durch einen fiesen Mähdrescher-Unfall. Auch sprang kein tonnenschwerer Bulle einen Bauern an. Nein, ein Mann verletzte sich bei der Strohernte. Ein großer Strohballen stürzte auf ihn. Wer jetzt denkt, dass die zarten Stängel nur leichte Verletzungen verursachen, der irrt. Die trockenen und ausgedroschenen Halme der Wiesenpflanzen können großes Unheil anrichten. Nun gibt es meines Wissens noch keinen Horrorfilm über Splatter-Stroh, denn so eine Gerste ist normalerweise eher langweilig. Allerdings hat ein Rundballen Stroh einen Durchmesser von etwa 1,50 Metern und wiegt schon mal zwischen 200 und 250 Kilogramm – bei locker gepresstem Stroh. Anders aufbereitete Ballen werden sogar noch schwerer. Das Gärfutter Silage, welches aus klein gehäckseltem Mähgut besteht, bei dem die Luft herausgedrückt wurde, um es in luftdichte Folien fest einzuschließen, kann bis zu 1 Tonne wiegen. Man sollte diese Masse also nicht auf die leichte Schulter nehmen. Und plumpst sie auf den Bauern drauf, so ist das kiloschwere kompakte Kuhfutter quadratisch, praktisch, gar nicht gut. Schlafen *im* Stroh ist romantisch, schlafen *durch* Stroh bedeutet Schockraum.

Während dort also die Notfall-Crew den verletzten Bauern angespannt begutachtete und lebensrettende Maßnahmen einleitete, ließ die Anspannung etwas nach, als die eilends hinzukommende chirurgische Fachkraft in den Raum stürmte, verdutzt stehen blieb und schließlich fragte: »Warum liegt hier überhaupt Stroh?«

Locker durch die Hose atmen

Der größte Feind im Schockraum ist ein Polytrauma. Bei diesem potenziell lebensbedrohlichen Syndrom hat der Patient mehrere starke Verletzungen an verschiedenen Körperregionen, und Organe haben schwere Funktionsstörungen. Da wird viel Blut verloren. Besonders Verkehrsunfälle und schlimme Stürze in Schächte oder von Häusern sind für Polytraumata verantwortlich. Saisonbedingt sind im Winter Skifahrer und Skifahrerinnen Schockraum-Stammgäste, im Frühling Fans von Motorrädern und zwischendurch sorgen Landwirtschaftsunglücke für Pressemeldungen und Namenszettel am Zeh. Menschen mit Polytrauma gehören zu den Schwerstverletzten, und beinahe zwei Drittel davon überleben den Schockraum nicht. Eine Reanimation ist hier also keine Seltenheit. Auch der Defibrillator kommt öfter zum Einsatz. Das Ringen mit dem Tod kann dabei durchaus mal in die Verlängerung gehen. Während einer längeren

Herz-Druck-Massage wechselte sich das Notfallteam regelmäßig ab. Eine Fachkrankenschwester aus Süddeutschland »stayin'-alivete« sich schon eine ganze Zeit bei einem Notfall ab und plötzlich rutschte ihr bei der Herz-Druck-Massage die Hose runter, da sich der Knoten, der ihr Beinkleid hielt, gelöst hatte. Um im Takt der Reanimation zu bleiben und die Chance auf eine Verbesserung der Sterblichkeitsstatistik zu nutzen, drückte die Lebensretterin ihre Hände weiter auf den Brustkorb des Unglücklichen und hatte keine Möglichkeit, die Hose hochzuziehen. Ihr Schockraum-Team fing lauthals an zu lachen, weil der Überlebenskampf in Unterhose urkomisch aussah. Niemand versuchte, ihr die Hose hochzuziehen. Doch die Fachkrankenschwester machte unbeirrt im richtigen Rhythmus weiter, bis abgewechselt wurde. Dem Patienten konnte es egal sein, dass sein neues Leben ohne Hose und mit Gelächter begann: Er hatte ein gutes Outcome.

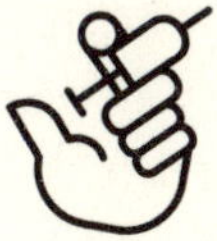

Schönheitschirurgie

Von Elfen und Neandertalern

Wenn im Wartezimmer ein Neandertaler neben einer Elfe und einem Typen mit echt fetten Eiern sitzt, befindet man sich ziemlich sicher in einer Praxis für holistische Körperästhetik. Denn da Schönheit immer noch im Auge des Betrachters liegt, ploppen dort Menschen mit den unterschiedlichsten und schrägsten Wünschen auf.

Eine Düsseldorfer Schönheitschirurgin staunte nicht schlecht, als sich ihr eine potenzielle neue Patientin vorstellte. Wahrlich wie aus einer anderen Welt wirkte die groß gewachsene, filigrane junge Frau mit ihren ausgesprochen langen Beinen und Haaren, die in allen Farben des Regenbogens glänzten. Dass die gerade einmal 22-Jährige bereits reichlich OP-Erfahrung hatte, sah die Expertin auf einen Blick: Neben einer Brustvergrößerung hatte sich die junge Frau die Haut bleichen und die Nase spitzer machen lassen. Offenkundig eine Anhängerin des Manga-Fankults, wollte sie selbst wie eine Figur aus den japanischen Comics aussehen. Was ihr zu ihrem Glück noch fehlte, waren spitze Ohren. Ältere Semester denken da vielleicht an Leonard Nimoy als Mr. Spock in *Star Treck*. Mittelalte an Cate Blanchett als Elbin Galadriel in der Verfilmung von J. R. R. Tolkiens *Der Herr der Ringe*. Am Ende dürfte die Elfe im Entstehungsprozess dann fast so enttäuscht gewesen sein wie Gollum, als er den mächtigen Ring verliert: Die Ärztin lehnte die Operation, die sie nicht befürworten konnte, schlichtweg ab.

Ebenfalls von ihr abgelehnt wurde ein junger Mann, dessen Wunsch wenig Elfenhaftes an sich hatte. Mit normal großen Hoden ausgestattet, wollte er sich seine Hoden aufpumpen lassen. Richtig dicke Dinger wünschte er sich. Warum, man weiß es nicht. Unwahrscheinlich, dass er ein großer Insektenfan war und sich die Männchen der Südlichen Beißschrecke zum Vorbild genommen hatte. Bei dieser Laubheuschreckenart machen die Hoden satte 14 Prozent des Körpergewichts aus, während bei einem durchschnittlichen Homo sapiens gerade einmal 1 Promill auf die Testikel entfällt. Seine dicken Eier hat der Patient dann in der Tat noch von einem Kollegen der skeptischen Schönheitschirurgin bekommen, der ihm schlicht Eigenfett in die Klöten spritzte.

Gleichermaßen seltsam archaisch mutete das Schönheitsideal eines weiteren Mannes an. So schön wie ein Neandertaler wolle er aussehen, offenbarte er der staunenden Ärztin. Was er damit meinte, waren die dicken Knochenwülste unserer engsten Vorfahren an der Stelle, an der die Augenbrauen wachsen. Und was vor 400 000 Jahren als attraktiv und dominant galt, muss doch auch heute beim Flanieren über die Düsseldorfer Königsallee noch gut ankommen, oder? ODER?

Schräg im wahrsten Wortsinn ist ein anderer Beauty-Trend, der durch ein angesagtes Model gehypt wird: Mandelaugen wie die von Bella Hadid. Die katzenhafte Form, die schon bei den Zeitgenossen von Nofretete und Kleopatra im Alten Ägypten für Entzücken sorgte, kann tatsächlich chirurgisch hergestellt werden. Dafür wird das Augenlidbändchen am äußeren Augenwinkel durchtrennt und etwas höher vernäht. Die Erkenntnis, dass sich auch nach erfolgreicher Lidstraffung nicht automatisch eine ganzheitlich modelhafte Erscheinung einstellt, überrascht einige Patientinnen dann leider durchaus.

»Alles im Arsch« ist dagegen das Motto eines durchaus populären Schönheitseingriffs: des Brazilian Butt Lift. Den meist weiblichen Patienten wird dabei Fett abgesaugt und in den Po gespritzt, der danach am besten so bürzelhaft herausstehen sollte, dass man darauf ein Champagnerglas abstellen kann. Vorbild hierfür ist der US-Reality-Star Kim Kardashian, deren Sanduhrfigur bei ihren rund 300 Millionen Followern bei Instagram regelmäßig Schnappatmung auslöst. Fett im Po, das machte man früher noch konventionell mit Pommes Schranke aus der Imbissbude und schämte sich dafür. Ganz ohne Quatsch gilt das Po-Lifting als gefährlichste Schönheits-OP überhaupt. Gelangt das eingespritzte Fett nämlich in die Blutbahnen des Muskelgewebes, kann es eine tödliche Fettembolie auslösen. Bei 3 000 Operationen passiert das etwa ein Mal.

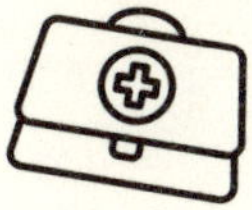

Tiermedizin

Koi-tus interruptus

Koi-Besitzern sind ihre Tierchen schon mal ein paar Tausend Euro wert. Ihre mehr oder weniger edle Herkunft garantiert den Zuchtkarpfen im Teich jedoch keine Sonderbehandlung. Die schwimmenden Statusobjekte sind genau wie einige ihrer profaneren Gefährten vom Hecht bis zum Stör einer Bedrohung ausgesetzt, die ebenso skurril wie tatsächlich lebensgefährlich daherkommt.

An einem Samstag brachte eine aufgeregte Familie ihre in höchster Not befindliche Koi-Karpfen-Dame in eine Hannoveraner Kleintierpraxis. Der Fisch zappelte wie wild in seinem Transporteimer herum, in dem er sich leider nicht allein befand. Mitten auf seinem Gesicht saß eine fette Kröte. Den Körper auf das Maul des Kois gepresst und die Finger in dessen Augen gekrallt, ließ das Krötenmännchen dem foltermäßig geblendeten Fisch kaum noch Luft zum Atmen. Ziemlich sicher wäre der Koi in Bälde erstickt, hätte ihn die Tierärztin nicht mit einem beherzten Griff aus seiner misslichen Lage befreit und die Kröte vom Objekt ihrer Begierde getrennt.

Keine Übertreibung, denn tatsächlich kommt es zur Paarungszeit immer wieder vor, dass sich insbesondere Erdkrötenmännchen gewissermaßen vervögeln. Im Rausch der Hormone begatten sie alles, was ihnen zwischen die Brunftschwielen läuft. Mit diesen Schwielen an den Fingern umklammern sie jedoch nur im Idealfall ein paarungsbereites Krötenweibchen und ansonsten so einiges, was auch nur entfernt wie ein solches anmutet. Den Rest erledigt ein instinktiver Klammerreflex, der laut einem Experten vom Naturschutzbund Deutschland »legendär« ist.

Schon fragt man sich, ob die Redensart »Irrtum, sprach der Hahn und stieg von der Ente« seinen etymologischen Ursprung eigentlich in einem Tümpel hat, bevor einen aufrichtiges Mitleid mit den missbrauchten Fischen überkommt. Im Begattunsgriff der Krötenmännchen gefangen können die krallenden Krötenfinger in den Augen zur Erblindung führen und der schmerzliche Geschlechtsakt sogar tödlich enden, sollte sich die Kröte in den empfindlichen Kiemenbögen festklammern.

In der Hannoveraner Kleintierpraxis kam der missbrauchte Koi immerhin mit zwei dicken Hämatomen an den Augen davon. In die Röhre guckte dagegen die diensthabende Ärztin, die ihre Arbeit für umme verrichtet hatte. Vögelnde Fremdkörper wie kopulierende Kröten seien leider nicht in der Gebührenordnung für Tierärzte aufgeführt und könnten deswegen auch nicht abgerechnet werden, erklärte sie der tiermedizinischen Fachangestellten auf deren Frage hin.

Eierlos in die Depression

In gewisser Weise haben Tierärzte ein besonderes Problem: Sie müssen nicht nur mit ihren eigentlichen Patienten klarkommen, die auch mal beißen können, vor Schreck sterben (siehe die Geschichte »Keine Wimpern, keine Behandlung!«) oder ihnen das Behandlungszimmer vollkacken, sondern auch mit deren Besitzern und Besitzerinnen. Ein ausgesprochen schlecht gelauntes Frauchen trieb eines Tages eine medizinische Fachangestellte dazu, sich vor lauter Stress einen Schokoriegel nach dem anderen einzuverleiben. Mit vollen Backen und verklebten Zähnen warnte sie die Tierärztin vor der Besitzerin des nächsten Patienten, der eine Kastration hinter sich und einen Termin zur Nachkontrolle hatte. Auf die Frage, ob etwas nicht in Ordnung sei und der Hund vielleicht Fieber habe, antwortete die tierärztliche

Fachangestellte nur ausweichend, die Frau sei »ein bisschen schwierig« und die Tierärztin solle bloß nicht lachen.

Derart vorgewarnt betrat die Veterinärin den Behandlungsraum und fand dort einen quietschfidelen Hund vor, der freudig durch die Gegend sprang und sich augenscheinlich bester Gesundheit erfreute. Offensichtlich war die Operation ideal verlaufen und die Naht inzwischen gut verheilt, weshalb das grantige Gesicht der wutschnaubenden Hundebesitzerin umso erstaunlicher war.

Das etwas flapsige »tipptopp« als tierärztlicher Kommentar zum postoperativen Zustand des Patienten reichte, um die erzürnte Frau endgültig die Contenance verlieren zu lassen. Gar nichts sei tipptopp, schimpfte sie drauflos und erklärte denn auch den Ursprung ihres Unmuts: »Der wurde ja kastriert und jetzt sind die Hoden ab!«

Nun war auch die Tierärztin baff. Genau das sei doch der Plan gewesen, stellte sie einigermaßen konsterniert klar. Noch dazu, weil der Rüde durch die OP ja nicht primär zeugungsunfähig gemacht werden sollte. In diesem Fall hätte es verschiedene Möglichkeiten gegeben: eine hormonelle Kastration durch Medikamentengabe zum Beispiel oder die Option, die Samenleiter für die Spermien undurchlässig zu machen. Der kastrierte Hund war allerdings wegen eines Hodentumors kastriert worden, weshalb die Entfernung der Testikel ganz klar medizinisch indiziert gewesen sei.

Überdies sei das alles doch in einer Vorbesprechung erörtert worden, erinnerte die Tierärztin die Hundebesitzerin. Eine promovierte Geisteswissenschaftlerin übrigens, wie die Frau bei früheren Terminen penetrant wiederholt hatte. Was sie damit hatte eigentlich sagen wollen? Dass sie intellektuell gut aufgestellt und locker in der Lage sei, auch komplizierte medizinwissenschaftliche Zusammenhänge zu begreifen. Und doch jammerte sie jetzt, dass ihr keineswegs klar gewesen sei, dass ihr Haustier fortan eierlos durch sein Hundeleben tapsen würde. Nicht auszudenken, wie er sich nun fühlen müsse, sollte er sich wie früher genüsslich die Hoden lecken wollen und seine Zunge dabei ins Leere schlabbern. Nichts weniger als eine handfeste

Depression sah die Geisteswissenschaftlerin sich im Hundehirn zusammenbrauen, und was sollte sie dann nur machen?

Kurz, ganz kurz nur spielte die verblüffte Tierärztin mit dem Gedanken, Hund wie Frauchen ein paar lustige Pillen als Antidepressivum unterzujubeln. Unterm Strich wohl eher wenig sinnvoll, genauso wie die vor allem in den USA beliebte Praxis, kastrierte Vierbeiner mit Silikonhoden auszustatten. Man stelle sich die Befriedigung des im Kapitel »Schönheitschirurgie« (»Von Elfen und Neandertalern«) vorgestellten Mannes mit seinem Wunsch nach riesigen Hoden vor, wenn er für seinen Pinscher in bester Absicht Premium-Testikel der Größe XXL ordert! Allein, in Deutschland ist das genauso wenig üblich wie die pharmazeutische Behandlung einer möglicherweise bevorstehenden Depression nach der Kastration eines Rüden. Und so tat die Tierärztin das einzig Richtige in dieser speziellen Situation: auf Durchzug schalten und still in sich hineinschmunzeln.

Keine Wimpern, keine Behandlung!

In der Tiermedizin sind Vögel so etwas wie die Königsdisziplin: Man muss schon jahrelange Erfahrung und eine extra Facharztausbildung gemacht haben, um Wellensittich, Papagei oder Zierhuhn fachkundig behandeln zu können. »Vogelkundig« nennt man darum Tierärztinnen, die nach dem Studium der Tiermedizin eine Weiterbildung in der Vogelheilkunde gemacht oder ihre Lehrjahre gleich in einem spezialisierten Umfeld wie der Klinik für Vögel, Reptilien, Amphibien und Zierfische der LMU München verbracht haben. Und dann gibt es noch solche, die quasi qua Geburt gar nicht anders konnten, als genau diese Profession auszuüben: In Bad Dürkheim in Rheinland-Pfalz zum Beispiel können Vogelhalterinnen ihre gefiederten Freunde in die Kleintier- und Vogelpraxis Dr. Schneeganß bringen.

Ganz prinzipiell unterscheidet sich die Anatomie von Flügeltieren einfach wesentlich von derjenigen der Masse an Hunden, Katzen, Meerschweinchen oder Kaninchen, die sonst in einer Kleintierpraxis Hilfe finden. Für viele Veterinäre, die ihre Klientel lieber vier- als zweibeinig haben, gilt darum der Leitsatz: »Behandle nichts, was keine Wimpern und kein Fell hat!«

Was aber soll man als nichtvogelkundiger Veterinär tun, wenn auf einmal doch ein fliegender Patient in Not in der Praxis auftaucht? Helfen und hoffen, dass die Sache gut geht. Das zumindest tat eine Tierärztin aus Hannover, die in ihrer Zeit als Assistenzärztin ihren doppelten Albtraum erlebte. Teil I: Der Patient fängt an zu bluten (und sooo viel Blut haben Vögel nicht). Teil II: Der Patient fliegt weg.

Besagter Vogel bedurfte jedenfalls eines Medikaments, das in den Brustmuskel injiziert werden sollte. Eben dort befindet sich allerdings ein Venengeflecht, das zu treffen es tunlichst zu unterlassen gilt. Trifft man es doch, kann das laut der Tierärztin zu durchaus imposanten Blutungen führen. Und allzu lange sollten die nicht andauern bei einem Gesamtkörpergewicht von gerade einmal 50 bis 60 Gramm.

Die arme Assistentin setzte also die Spritze, der Vogel fing an zu bluten, woraufhin sie ihn vor Schreck losließ und der Angepiekste flugs davonflatterte. Von links nach rechts und wieder zurück flog der spritzende Vogel im Behandlungsraum herum, verfolgt von der jungen Ärztin, deren Herz nicht vor Anstrengung raste. Ihre Angst, sie könnte den Vogel erst erwischen, wenn sein Blutverlust bereits die letale Menge erreicht hatte, war riesig.

Letztendlich schaffte sie es aber doch, den flüchtigen Piepmatz vorsichtig zu haschen, und umschiffte auch noch die letzte Hürde: Vögel können so schreckhaft sein, dass sie vor lauter Stress an einem Herzinfarkt sterben, wenn sie ein Arzt nur in die Hand nimmt. Ein kurzer Augendreher und zack, hat es sich ausgepiepst. Ein Schicksal, das dem Wellensittich und der Assistenzärztin bei allem Schreck zum Glück erspart blieb.

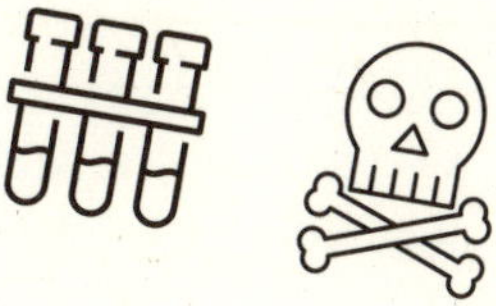

Toxikologie

Strahlende Strulle

Das griechische Wort *toxicon* steht ursprünglich für Gift oder Pfeilgift, und dieses wurde mittels Pfeil durch einen Bogenschützen auf die Reise geschickt. Die Intention dahinter ist klar: Das Gift sollte das Opfer schneller und effektiver daniederraffen als die durch den Pfeil entstandene Wunde. Eine Praxis, die schon in der griechischen Mythologie unter anderem den Zentauren Nessos das lüsterne Leben kostete. Blitzverliebt in Deïaneira entführte er die Frau von Herakles, der ihm daraufhin ein toxisches Geschoss mit dem Gift der vielköpfigen Hydra in den haarigen Hintern jagte. In Ermangelung eines solchen Wasserungeheuers verwendeten Menschen der realen Welt alternativ giftige Pflanzenstoffe oder Bakterientoxine, die sich bei der Verwesung von Kadavern bilden.

Das heutige Wissenschaftsfeld der Toxikologie beschäftigt sich etwas breiter gefasst mit den gesundheitsschädlichen Auswirkungen chemischer Substanzen auf lebende Organismen und spielt gerade in der Pharmakologie eine große Rolle. Und da werden neue Medikamente und Chemikalien nicht an Zentauren, sondern erst einmal an Mäusen getestet.

In einer Versuchsreihe für ein Medikament in der Entwicklung verabreichten Wissenschaftler und Wissenschaftlerinnen den Nagern die Substanz und versetzten sie mit einer klitzekleinen Menge Radioaktivität. Der Clou: Derart markiert wollten die Forschenden rund um einen internationalen hoch angesehenen Professor herausfinden, wie sich das Medikament durch den Körper bewegt und wo es sich schließlich ablagert. Normalerweise sind derart geringe Mengen an Radioaktivität kein Problem. Doch in diesem Fall schnupperte einer der Kleinsäuger den Duft der Freiheit und hopste einem der Forschenden vom Arm. Schnell wie Speedy Gonzales war die Maus verschwunden und ward in dem vollgestellten Labor nicht mehr gesehen.

Das Einzige, was die Wissenschaftler in der folgenden Zeit von ihr zu Gesicht bekamen, waren mehrere kleine Pfützen. Die Maus pinkelte auf der Flucht fröhlich vor sich hin und hinterließ dabei eben nicht nur stinknormalen Mäuseurin, sondern Strulle, die radioaktiv kontaminiert war. Nicht viel, aber doch zu viel, um es nonchalant ignorieren zu können. Anstatt sich also weiter den Versuchen und deren Konklusionen zu widmen, robbten die insgesamt fünf Wissenschaftler und Wissenschaftlerinnen mit Messgeräten und auf Knien durch das Labor und wischten kleine, verstrahlte Pipipfützen auf. Zwei Tage und zwei Nächte ging das so, in denen die clevere Maus sämtliche Köder aus den aufgestellten Fallen stibitzte und sich dann wieder dünne machte. In einem Moment der Unachtsamkeit wurde sie allerdings doch noch geschnappt – quietschfidel, aber deutlich dehydriert.

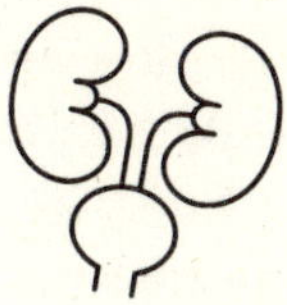

Urologie

Penis. PENIS. P E N I S !

Schon mal was vom Candirú gehört? Nein? Wunderbar, dann bitte einfach dieses Kapitel überspringen und mit V wie Veranstaltungs-Arzt/-Ärztin weitermachen oder bei W die Wartezimmer- und Wasserrettungsgeschichten lesen. Interessant ist sicher auch, wie die Buchstaben X und Y bei der medizinischen Aufzählung in diesem Buch gelöst sind. Also los, einfach weiterblättern. Ich verspreche, dass es sich lohnen wird. Auf diese und die nächsten Seiten kann man nun wirklich verzichten. Vor allem die Männer brauchen das hier gar nicht ansehen. Das ist ja eine Spaß-Publikation und der Candirú ist viel zu ernst für den Schmöker in Ihren Händen. Vielleicht machen Sie einfach Schluss für heute, das Buch zu. Morgen ist schließlich auch noch ein Tag. Muss da nicht noch der Müll runtergebracht werden? Ein paar Lebensmittel für den viel zu leeren Kühlschrank wären jetzt klasse. Und unter uns: Die Fenster sehen wirklich nicht mehr schön aus und könnten mal wieder geputzt werden. Aber Sie lesen immer noch. Warum? Dies ist Ihre letzte Chance, dieses Kapitel zu verlassen.

Okay. Dann eben nicht. Ich habe Sie gewarnt, aber der Voyeurismus ist natürlich mal wieder größer. Na gut. Der Candirú wird auch brasilianischer Vampirfisch genannt. Er trägt ebenso den Namen Zahnstocherfisch. Boulevardmedien haben für diesen fast durchsichtigen, sehr schmalen und bis zu 15 Zentimeter langen heimtückischen Harnröhrenwels eine weitere Bezeichnung: Penisfisch.

So, jetzt ist es raus. Und diesen Satz hören Männer eigentlich nie, wenn dieser perfide Parasit in ihrem Prügel steckt. Herausziehen ist keine Option. An seinem Kopfende befinden sich viele Widerhaken. Einmal eingenistet bleibt der Pillermann dicht. Außerdem beißt der blinde Phallus-Passagier mit seinen scharfen Zähnen zu. Hier hilft dann nur noch die Operation. Und dabei kann dann manches schiefgehen, sodass das Wasserlassen künftig nur noch in Kombination mit einem Blasenkatheter, einer Plastikkanüle und einem Urinbeutel möglich sein wird. Zumindest bei der nächsten Party ist man so garantiert der Gesprächsmittelpunkt: »Geht's dir gut? Du schleppst einen Urinbeutel mit dir rum?« – »Ich hatte doch diesen Fisch in meinem Schwanz ...«

Habe ich eigentlich schon die starken Schmerzen erwähnt? Noch nicht? Selbst schuld: Sie haben ja das Umblättern verweigert! Und den Keller räumen Sie auch gerade nicht auf. Der furchtbare Flussbewohner verursacht schlimme Schmerzen. Auf einer Skala von eins bis zehn ungefähr 100.

Pinkeln Sie morgens beim Waschen unter der Dusche? Intime Frage, ich weiß. Sehr ästhetisch ist das natürlich nicht, aber es spart mehrere Liter Wasser, weil sie keine Toilettenspülung benötigen. Außerdem ersparen Sie sich sämtliche Keime, die regelmäßig auf der Toilettenbrille lauern. Und am allerwichtigsten: In der eigenen Dusche ist weit und breit kein Candirú. Der schauderhafte Süßwasserfisch mag es gerne sehr warm und bevorzugt den Amazonas. Der Fluss schlängelt sich vor allem durch Brasilien (und sein böser Bewohner schlängelt sich damit überwiegend durch brasilianische Fleischprügel). Der widerliche Wels macht jedoch vor Ländergrenzen nicht Halt und so lauert er Badebegeisterten auch in Bolivien, Ecuador, Guayana, Kolumbien, Peru und Venezuela auf. Wenn Sie unbedingt in diesen heißen fernen Ländern schwimmen möchten, dann strullen Sie dort wenigstens nicht ins kühle Nass. Denn von Urin wird der Quälgeist angelockt. Auf jeden Fall die Shorts gut zuschnüren und nicht im Wasser Wasser lassen. Am besten einfach das Wasser lassen.

Penisbeißende Fische, unglaubliche Gliedschmerzen, Totaloperation als letzter Ausweg – zugegeben, das klingt nach einem schlechten Männertraum oder nach einer Urlaubslegende. Mitarbeitende in einer Urologie-Praxis in Ubstadt-Weiher oder Unterschwaningen werden sehr wahrscheinlich niemals eine Harnröhre aufschneiden müssen, um einen Candirú dort herauszuholen. Urologie-Praxen in Manaus, im Nordwesten Brasiliens, kennen sich jedoch mit solchen Behandlungen aus. Der Arzt Anoar Samad weckte vor einigen Jahren weltweites wissenschaftliches Interesse, weil er eine OP dokumentierte, bei der er einem Patienten dieses lästige Lebewesen entfernte. Zuvor hatte sich der in den Schritt Gebissene seinen unfreiwilligen Untenrum-Untermieter im längsten Fluss der Welt eingefangen. Reminder: Beim Abkühlen im Amazonas die Badehose gut zuschnüren und nicht hineinpinkeln (ein Restrisiko bleibt). Gänzlich gefahrlos genießen Sie Wasser als Südamerikatourist wohl nur in der Hoteldusche. Obwohl, da lauert in Brasilien die Bananenspinne, auch Wanderspinne oder Armadeira genannt. Auf Lateinisch heißt sie *Phoneutria nigriventer* und die Übersetzung des altgriechischen Ursprungswortes für diese Spinne lässt einen noch einmal intensiv über die kostenlose Stornierungsmöglichkeit für den geplanten Urlaub nachdenken: »Mörderin«. Sollten Sie bereits in Ihrer vermeintlich sicheren Hoteldusche nahe dem Amazonas in die acht Augen des angriffslustigen und äußerst aggressiven Gliederfüßers gucken, denken Sie daran, dass sein hochgiftiger Biss das umliegende Gewebe zerstört, die Atmung lähmt, und wenn nicht schnell ein Gegengift verabreicht werden kann, Gliedmaßen amputiert werden müssen. Den Duschgegner wegpinkeln wird nicht helfen: Er ist dafür zu groß und zu schnell auf Ihrer Haut. Und springen Sie nach der Attacke bloß nicht vor Schreck in den Amazonas – vor allem nicht, wenn Sie ein Mann sind. Denn es gibt einen erstaunlichen Nebeneffekt zu den anderen bedauerlichen Bissqualen: Es kommt zu einer lang anhaltenden und schmerzhaften Erektion. Und auf diesen langen Lümmel wartet bereits der Candirú …

Mensch ärgere dich nicht!

Nun ist es wahrlich nicht die Hauptaufgabe von Urologen, irgendwelche frechen Fische aus Harnröhren herauszuschnippeln. Vor allem verfolgen sie den Weg des Urins durch die Harnwege, die Niere, die Harnblase, den Harnleiter und die Harnröhre. Dazu gehört auch die Prostatakrebsvorsorgeuntersuchung. Und die sogenannten Männerärzte sind darauf spezialisiert, Erkrankungen des Genitaltraktes zu erkennen und zu behandeln. Sie sind dadurch Experten für das Heilen von Erektionsstörungen. Wer jedoch in ein Urologie-Wartezimmer schaut, der sieht beinahe so viele Frauen wie Männer auf den Stühlen sitzen. Der Doc für Typen kümmert sich auch um die Mädels, denn er hilft bei sämtlichen Blasenerkrankungen, Beckenbodendefekten und Harnleiterproblemen. Als Fachmann für das Urogenitalsystem, in dem die Harnorgane und die Geschlechtsorgane zusammengefasst werden, schaut sich der Urologe also beide Geschlechter an und kann eine Eichel- oder Gebärmutterhalsentzündung heilen.

Und so wurde nachts ein Urologe gerufen, der im Rahmen seiner Ausbildung an der Uni-Klinik in München gerade seine Schicht begann. Eine Jugendliche war mit massiven Blutungen eingeliefert worden. Das Röntgenbild offenbarte schnell die Ursache: In der Blase der heranwachsenden Frau steckten »Mensch ärgere dich nicht«-Figuren. Mit größtem Vergnügen entfernte der junge Arzt die gelben, grünen, blauen und roten Spielgegenstände endoskopisch. Die Freude war dabei so groß, weil er bereits die ungläubigen Blicke seines strengen Chefarztes vor Augen hatte: »Das ist was morgen früh bei der Röntgenbesprechung für den Alten!« Neben den Blasen-Bildern drapierte der Doktor-Debütant die Figuren schön der Reihe nach. Am nächsten Tag fragte sein Vorgesetzter irritiert, was das denn sei? »Ja, das habe ich heute Nacht einer Patientin aus der Blase geholt. Die haben halt Party gemacht.« Der Chefarzt runzelte die Stirn, regte sich darüber furchtbar auf und rief: »Böse Jugend! Diese böse Jugend!« – »Aber Herr Professor, alles gut: Das Brett war immerhin nicht dabei!«

Meine Wunde, deine Wunde

Für manchen Arzt, der sich für eine urologische Ausbildung entschieden hat, ist dieser Spruch berufsentscheidend: »Der Urologe steht nachts nur auf, wenn er selbst pieseln muss.« Sollen sich doch die lieben Kollegen aus anderen Fachbereichen um Notfälle am Abend oder am Wochenende kümmern. Und beim Aufschrei in der Bahn oder im Flugzeug, ob ein Arzt anwesend ist, bleiben nicht nur Psychologen und Zahnärzte sitzen und lassen Allgemeinmedizinern den Vortritt – auch Urologen verspüren keinen Druck (also zumindest nicht beruflichen). Hin und wieder lassen sie sich dann aber doch mal zu eher ungewohnter Stunde blicken. Meistens beim Dienst im Krankenhaus und hier speziell in der Notaufnahme. An manchen Tagen im Jahr müssen sie da nämlich bestimmten Patienten helfen.

Die natürlichen Feinde von Motoradfahrern im Frühling heißen Ahorn, Buche, Eiche, Kastanie oder Pappel. Statt Speedkick, hämmerndem Herzschlag und Endorphineuphorie gibt es Knochenbrüche, Schürfwunden und ein schweres Schädel-Hirn-Trauma. Die blühenden Bäume am Straßenrand beenden manche PS-starke Ausfahrt vorzeitig. So tauscht sich schnell die 200-km/h-Freiheit auf zwei Rädern gegen die Krankenwagen-Fahrtrage auf vier Rädern. Das Tempo bleibt hoch – nur wird man eben jetzt mit Sirene weitergefahren. Auch im Bereich der unteren Extremität (Becken, Hüfte, Oberschenkel, Knie, Unterschenkel, Sprunggelenk oder Fuß) gibt es sehr viele Verletzungen bei Motorradfahrern. Darum sind in den warmen Jahreszeiten die Klinik-Urologen nicht weit entfernt von der Notaufnahme. Schließlich sind sie die Becken-Kenner.

In einem Krankenhaus in Kempten werden oft zügige Zweiradfahrer, die ihr Nervenkitzel versehentlich an einen Baum gedonnert hat, aufgrund schwerer Verletzungen operiert. Hochgefühl und Helm sind zwar weg, Hilfe ist dafür da. An einem sonnigen Tag war es wieder so weit und ein fahrender Adrenalin-Junkie krachte mit seinem imposanten 145-Kilogramm-Feuerstuhl gegen eine robuste deutsche Eiche, Stammdurchmesser 2 Meter, 15 Tonnen schwer (inklusive Wurzelballen). Auf dem OP-Tisch versorgten die Ärzte schnell gemeinsam die Wunden und flickten vorsichtig eine Beckenringfraktur mit Harnröhrenabriss. Schließlich bemerkten sie, dass der malträtierte Motorradfahrer auch noch eine Verletzung an der Niere hatte. Der Unfallchirurg wollte selbstbewusst den Schnitt verlängern und hinten an die Niere ran. Bei diesem komplizierten Eingriff sah sich plötzlich der Urologe in seinem Revier bedroht, haute seinem überraschten Kollegen auf die Hand und rief entschlossen: »Finger weg! Die Niere gehört mir!«

Kein tierisches Vergnügen

Ein Urologe in Bayern unterstützte regelmäßig eine Kleintierklinik mit seinem Fachwissen, denn auch Hunde, Kaninchen und Katzen haben Nierenschäden, angeborene Erkrankungen des Harntraktes oder leiden unter Inkontinenz. So half er mit seinen urologischen Kenntnissen den Veterinärmedizinern vor Ort und packte dort auch mit an, damit es sämtlichen Vierbeinern wieder besser ging. Zurück in seiner Praxis unterrichtete ihn die medizinische Fachangestellte, dass im Behandlungszimmer eine neue Patientin auf ihn wartete. Die Frau war bereit für eine Blasenspiegelung und darum befand sie sich bereits in der sogenannten Steinschnittlage, also auf dem Rücken liegend mit den Beinen im Hüftgelenk um 90 Grad gebeugt und angewinkelten Knien, die Unterschenkel auf Stützen gelagert. Es gibt angenehmere Positionen. Diese ambulante und meistens recht kurze Untersuchung kann durchaus schmerzhaft sein, trotz Betäubung der Harnröhre. Nach dem Eingriff gibt es manchmal zusätzlich noch Stunden später beim Toilettengang ein unangenehmes Brennen als Begleiterscheinung. So war die Patientin durchaus etwas aufgeregt und angespannt, als die Assistentin in ihren Raum rief: »Der Doktor kommt gleich zu Ihrer Blasenspiegelung.« Als wenige Minuten später der Urologe den Raum betrat und die Frau diesen erblickte, sprang sie blitzartig aus ihrer Steinschnittlage auf, verbat sich die Behandlung und schimpfte: »Das wird ja immer schöner, dass hier jetzt auch noch der Viech-Doktor tätig ist!« Sie kannte den Arzt offenbar von ihrem Besuch in der Kleintierklinik ...

Das Penis-Alphabet

Urologen kennen jede Bezeichnung für das männliche Glied. Bei einer modifizierten Variante von »Stadt, Land, Fluss«, bei der es eine Spalte mit anderen Namen für das männliche Geschlechtsorgan gibt, hat niemand eine Chance gegen die Harnhelden. Sekundenschnell finden sie für jeden Buchstaben eine weitere Pimmelbezeichnung. Und darum haben wir 100 Urologen gefragt: »Nennen Sie einen anderen Begriff für den Penis.« Ganze 100 Urologen haben die nun folgende Liste nicht ge*glied*ert, es waren einige weniger. Gelohnt hat es sich dennoch. Pro Buchstaben gibt es meistens sogar gleich mehrere Begriffe für das beste Stück. So viele Geschlechtsorgane hätten Sie in diesem Buch gar nicht erwartet, was? Hier ist es, das Penis-Alphabet:

- 0–9 = 11. Finger
- A = Ambos/Aal/Angelrute
- B = Babymacher/Besamer/Bolzen
- C = Cock
- D = Dingdong/Donnerrohr/Dödel
- E = Eiervater/Eintaucher/Eumel
- F = Fernsehturm/Fleischpeitsche/Fortpflanzungsgerät
- G = Gemächt/Glied
- H = Hammer/Hartholz/Hobel
- I = Imperator/Inbus
- J = Joystick/Jumbo/Juwel
- K = Keule/Knüppel/Kraftwurst
- L = Long Dong Silver/Lurch/Lustgurke/Liebesstängel/Lötkolben

- M = Marterpfahl/Maschine/Mütze-Glatze
- N = Napoleon/Nudel
- O = Oberarm/Obelisk/Olymp
- P = Palmenwedler/Pfeifenklopfer/Prügel
- Q = Quetschkommode
- R = Rammbock/Rute/Rüssel
- S = Schwanz/Schwert/Stange
- T = Torjäger/Torpedo/Taktstock
- U = Ungetüm/Unterhosenbeuler
- V = Vielflieger/Vorderteil
- W = Willi/Wünschelrute/Würstchen
- X = Xylofonschlägel
- Y = Yetibügel/Yetibezwinger
- Z = Zahnstocher/Zauberstab/Zucchini

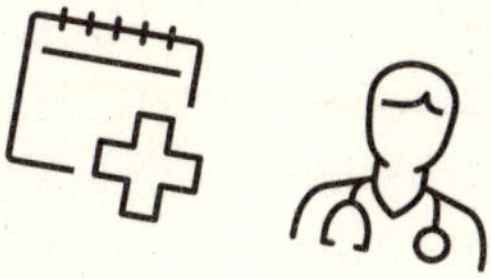

Veranstaltungs-Arzt/Ärztin

Was für ein Theater

Häh? Was ist das denn? Absolut nachvollziehbarer Gedanke bei dieser Kapitel-Überschrift. Tatsächlich gibt es den Veranstaltungs-Arzt oder die Veranstaltungs-Ärztin nicht als Berufsbezeichnung. Meistens heißen medizinische Fachkräfte, die bei einem Event vor Ort sind, Theater-Arzt. Allerdings passt dieser Name nicht wirklich, wenn das Unterhaltungsereignis ein Konzert, eine Oper, ein Zirkus, eine Fernsehshow-Aufzeichnung oder eine Kinovorstellung ist. Außerdem benötigen wir in diesem Buch noch eine Berufsbezeichnung mit V.

Ärzte werden auf jeden Fall überall gebraucht und bei Veranstaltungen in größeren Städten sitzen sie im Publikum und haben Bühnen-Bereitschaftsdienst. Wobei die Ersthelfer nicht nur für die Musiker oder Schauspieler Dienst nach Feierabend schieben, sondern ebenso für das Publikum vor Ort. Das beschert ihnen das Privileg, auch an Orten sein zu können, wo sonst nicht jeder hinkommt. Und sie können auf Prominente treffen, wenn sie im Rahmen ihrer Tätigkeit im Backstage oder V I P-Bereich unterwegs sind.

Ein Hinweis am Rande für die Applaus-Seite: Bitte nicht unruhig werden, wenn etwa bei einem Musical ein Zuschauer neben Ihnen einen mysteriösen Koffer bei sich hat. Darin tickt keine Bombe, ganz im Gegenteil: Der Gepäck-Inhalt ist für die schnelle Hilfe gedacht und nennt sich Arzt-Koffer. Und wenn 600 Zuschauer einem klassischen Konzert lauschen, die Beine von Balletttänzerinnen verfolgen oder bei ihrem Lieblings-Comedian lachen, dann sollte der Arzt nicht mittendrin in der Menge sitzen, sondern besser am Rand. Damit er von dort schnell zum Notfall düsen kann.

Viele Theater-Ärzte sind Ü-50. Der Nachwuchs hat offenbar wenig Lust darauf, mitten aus einem Stück gerissen zu werden. Die Generation »No Spoiler« möchte wohl lieber ein Bühnenstück von Anfang bis Ende genießen, ohne Unterbrechung – da stört natürlich zwischendrin die stabile Seitenlage. Oft muss der Onkel Doktor mit Kultur-Auftrag allerdings gar nichts unternehmen und kann dann die Darbietung von vorne bis hinten in aller Ruhe verfolgen. Und das sogar mit Begleitung. Manchmal auf besonderen Plätzen oder in einer Loge. Eine Bezahlung gibt es für das Unterhaltungs-Absitzen nicht, dafür gratis Entertainment. Wer wenig zu tun haben möchte, sollte Säle für ein großes Publikum und mehrstündige Opern meiden. Hier fallen nach einer gewissen Zeit verlässlich Zuschauer dehydriert oder mit Kreislaufproblemen in Ohnmacht. Gerade bei den günstigen Stehplätzen fehlt manchem Arien-Enthusiasten nach 300 Minuten das nötige Stehvermögen. So gibt es statt *Carmen*, *La Traviata* oder *Zauberflöte* Infusionen, frische Luft und eine Decke unter die Beine. Auch wenn Teenager ihre Idole mit Gitarre und Mikrofon live erleben, sollten immer ein paar Plätze horizontal eingeplant werden.

Manchmal wird sogar hinter dem Vorhang der ein oder andere Darsteller bewusstlos: vor lauter Lampenfieber oder weil vor dem geistigen Auge der perfekt einstudierte Text zum nahenden Auftritt leider den Blick auf das Wesentliche vernebelt – und wesentlich kann durchaus ein stabiler Stützbalken sein, auf den der Kopf unvermittelt Kurs nimmt.

Hin und wieder gibt es auch Schlägereien. Wer stundenlang direkt vor der Egonase (auch Catwalk genannt) ausharrt, um seinem Star beim Event ganz nahe zu sein, der wird schon mal wütend, wenn die ersten Klänge der Band ertönen und sich dann jemand für die bessere Sicht einfach vordrängelt. Außerdem kann es bei Veranstaltungen natürlich auch Störer geben, die für unberechenbare Verläufe verantwortlich sind. Ein Radiokollege von mir ist einmal mit viel Glück ohne blaue Augen und Ohrfeigen von einer Scherzaktion zurückgekehrt. Ein extra für ihn engagierter Bodyguard hatte an dem Abend einiges zu tun und konnte wohl Schlimmeres verhindern. Denn die Gaga-Mission der *Morning-Show* für den sogenannten Stuntboy lautete: Geh zum Kelly-Family-Konzert in Hamburg, stell dich in die erste Reihe, drehe dich zum Publikum um und halte ein sehr großes Plakat hoch mit den Worten: »Ich glaub', ich muss gleich kotzen ...!«

Wer Theater-Arzt ist, wird – auch ohne Scherze von Morning-Shows – regelmäßig überrascht, denn in einer Veranstaltungsstätte warten auch Krankheiten und Unfälle auf ihren Einsatz. Eine prominente Schauspielerin aus Niederbayern begeisterte das Publikum auf einer Münchner Bühne. Barfuß spielte sie alle anderen Akteure leichtfüßig an die Wand. Im Laufe des Abends gingen ein paar Flaschen in der Kulisse zu Bruch. Es dauerte nicht lange, da machte der Dicke-Onkel-Zeh der begabten Mimin Bekanntschaft mit einer Scherbe. Bis zur Pause biss sie für den Zeh die Zähne zusammen – und hielt tapfer durch. Während im Foyer die nächsten 20 Minuten das ahnungslose Publikum damit beschäftigt war, sich belustigt Bier und Brezeln reinzuballern, tickte die Zeit für den Arzt, der versuchen musste, den Schauspielerinnen-Zeh zu flicken. Trotz Schmerzen im Fuß begrüßte der niederbayerische Star den nahenden Retter mit Erste-Hilfe-Köfferchen elegant und im perfekten Schrifthochdeutsch. Dieser sah die blutende Wunde und den staubigen Bühnenboden und bat sogleich um Vergebung: »Jetzt wird's a bissl schmerzhaft, denn ich muss die Schnittwunde erst einmal desinfizieren.« Die Hauptdarstellerin war mit allem einverstanden, für ihren immer näher rückenden finalen Auftritt brauchte sie schließlich einen guten Auftritt. Der Arzt zog Handschuhe an und knöpfte sich die Keime vor. Kaum begannen die ersten Sterilisationstropfen mit der erfolgreichen Abtötung sämtlicher Mikroorganismen auf dem Theater-Treter, da schrie die Diva laut auf: »Ja Kruzitürken, Scheißteufel tut des weh!« Selbst jahrelanges Sprechtraining konnte den Heimatdialekt da nicht mehr unterdrücken. Fortan sprachen beide bayerisch weiter, bis der Fuß versorgt und verbunden war. Der Vorhang ging pünktlich wieder auf und das Stück begeisterte alle Anwesenden auch in der zweiten Hälfte. Scherben bringen eben Glück.

Ein anderer Schauspieler bekam plötzlich auf der Bühne starken Brechdurchfall – und wollte die Aufführung dennoch nicht ab*brechen*. Denn auch wenn für ihn die Vorstellung zum Kotzen war, so feierte das Publikum die Inszenierung. Hier halfen gleich zwei Mediziner, praktischerweise war die Begleitung des für diesen Abend eingeplanten Theater-Arztes nämlich ebenfalls im Gesundheitswesen beschäftigt. Die Kunst bestand nun darin, es tunlichst zu vermeiden, dass der permanent drohende Würfelhusten des Patienten vor den Augen der Zuschauer herunterprasselte oder nicht nur die Veranstaltung in die Hose ging. Kaum hatte der von unsagbarem Unwohlsein Gepeinigte seinen Sprechpart beendet, hastete er zum dunklen Bühnenrand und bekam von seinem persönlichen Anti-Spei-Team eine Infusion und Spritzen. Musste er zurück zu seiner Szene, klemmten seine Helfer die Infusion schnell ab. So ging es immer hin und her, vor und zurück, Infusion dran und Infusion ab: zwei Stunden am Stück hektische Versuche, dem Mageninhalt den kulturellen Zugang zu verwehren. Trotz beschleunigter Verdauung und Reiher-Risiko: Der Schauspieler hat alles gut weggesteckt. Die Ärzte waren an diesem Abend zusätzliche Regisseure, welche die ursprünglich geplante Inszenierung überhaupt möglich machten. Für sie war dies ein nachhaltiges Erlebnis – und nachhaltig dachte auch der Requisiteur beim Fallen des Vorhanges und fragte die Mediziner sogleich: »Was machen Sie denn mit den leeren Spritzen? Kann man die haben?«

Wartezimmer

Abhängen XXL

Bevor es zum Arzt oder zur Ärztin geht, sitzen die Erkrankten in der Regel erst einmal im Wartezimmer. Und hier verbringen sie auch oft die meiste Zeit, wenn sie wegen ihrer Wehwehchen Hilfe benötigen. Im kollektiven Schmerzlinderungsausharrraum wird der eine oder die andere nach einer gefühlten Ewigkeit des Wartens durchaus mal wütend, wenn jemand zuerst drankommt, obwohl diese Person viel später Platz genommen hat. Und wie ärgerlich ist es, wenn man weiß, dass man als Nächste in das Behandlungszimmer darf, und plötzlich kommt jemand mit einem Messer im Auge und muss vorgezogen werden! Schlimm sind auch die Menschen, die sich laut vor den Mitarbeitenden der Praxis oder des Krankenhauses aufregen, dass sie schon eine Stunde warten. Dabei hockt man selbst bereits zwei Stunden auf seinem Sitzplatz. Wenn diese Nörgler dann auch noch vorgelassen werden, kann es schnell zu weiteren Verwundungen kommen ...

Im Wartezimmer sieht man meines Erachtens auch bestens, was die Herren und Frauen in Weiß von ihrer Kundschaft halten. Gibt es gratis Wasser oder W-LAN? Wie alt sind die Stühle oder überhaupt sämtliche Möbel? Sind für Kinder Spielmöglichkeiten vorhanden – und wenn ja, hat das Puzzle noch alle Teile? Besonders die Zeitschriften, oft eingeschlagen im Lesezirkelumschlag, markieren deutlich manche Gleichgültigkeit der Heilenden gegenüber ihren Patienten. So etwa, wenn der neueste *SPIEGEL* auf dem Tischchen bereits neun

Monate alt ist und sich der wissenschaftliche Artikel im *GEO*-Heft tatsächlich nurmehr als Beleg dafür eignet, wie weit im Vergleich dazu die neueste Forschung vorangeschritten ist.

Auch Bilder im Wartezimmer sagen etwas aus und vermitteln dem Wartenden Botschaften.

- Keine Bilder: Hier ist es öde. Schau die weiße Wand an, konzentriere dich auf deinen Schmerz und geh bitte schnell wieder.
- Urlaubsbilder: Klasse, dein Arzt oder deine Ärztin war also in Saint Tropez, Aspen oder auf Bora Bora, und das finanziert von deinem Leid – schwierig!
- Kriddelkraddel-Bilder: dieses gemalte Etwas, bei dem irgendwelche bunten Striche durch die Gegend düsen und das jeden Dreijährigen sofort beeindrucken würde. Erwachsene bekommen eventuell beim konzentrierten Draufschauen noch mehr Kopfschmerzen.

Bei meiner Kinderärztin hängen zum Beispiel große Fotos von Tierbabys, die niedlich direkt in die Kamera gucken. Ein Selfie eines Schafes: das hat schon was. Wer etwas thematisch zur Praxis Passendes aufhängt, irgendetwas Kreatives, der hat sich immerhin Gedanken darüber gemacht, was seine Patienten als Ersteindruck wahrnehmen sollen. Es ist die erste unsichtbare Kommunikation zwischen den Erkrankten und den Helfenden. Und wenn ich seit sechs Stunden mit nüchternem Magen auf meine Blutabnahme warte, dann möchte ich vielleicht nicht ein Stillleben vor meiner Nase hängen sehen, auf dem viele leckere Früchte dargestellt sind.

Wer keine Bilder aufhängen möchte, weil hier viel falsch gemacht werden kann, der entscheidet sich gern für Infos über Krankheiten, welche dann die Wartezimmerwand zieren. »Jetzt den Allergietest machen!« oder »Diese Zahnzusatzleistungen deckt die Krankenkasse nicht ab.« Bei Hautärzten und Hautärztinnen sieht man häufig Bilder von Melanomen. Auf verschiedenen Fotos ist der schwarze Hautkrebs auf der Kopfhaut, zwischen Zehen, hinter Ohren, unter Fingernägeln oder im Genitalbereich abgebildet. Gerne mit dem Hinweis, dass diese kleinen dunklen Stellen hochgradig bösartige Tumore sind. Betrachte ich diese Bilder von Leberflecken und Muttermalen im Wartezimmer, möchte ich mir als bekennender Hypochonder jedes Mal sofort meine Hose runterziehen und unter meinen Hodensack gucken, was dort vielleicht gerade Widerliches wuchert. Infotafeln können also durchaus fatale Auswirkungen haben. Alles in allem ist es tatsächlich gar nicht so leicht, als Arzt oder Ärztin den richtigen Wandschmuck für das Wartezimmer auszusuchen.

Wie wäre es da mit Pflanzen? Warum nicht einfach etwas echtes Grün zwischen die Stühle stellen. Der Schwertfarn ist beruhigend unscheinbar, ein schwarzer Bambus macht keinen Kranken nervös und einem kleinen Drachenbaum kann wirklich niemand böse sein. Allergologen sollten bei der Auswahl von Blumen wie Chrysanthemen, Hyazinthen und Tulpen selbstverständlich aufpassen – auch wenn sie den wartenden Pollen-Opfern in der Praxis gleich helfen können …

Ich kenne einen Internisten in einem Dorf in Bayern, der in seinem Wartezimmer ein Skelett aufgestellt hat. Seitdem weiß ich, dass das menschliche Gerippe aus circa 220 Knochen besteht – was man halt so zählt, wenn man länger im Wartebereich rumsitzen muss. Vielleicht ist die Anwesenheit des Todes aber gar nicht als Körperlehrstunde gedacht, sondern die Gliedmaßen-Gaudi einfach nur ein Gag, der den Humor des Behandelnden ausdrücken soll. Allerdings werde ich beim Anblick des Knochenmannes nie das Gefühl los, dass es sich dabei um einen ehemaligen Patienten handeln könnte, bei dem die Therapie letztendlich versagt hat. Und nun steht er ziemlich hautlos rum und mahnt still vor sich hin, dass jeder und jede im Raum vielleicht lieber noch woanders eine zweite Meinung einholen sollte.

Ob dem Internisten diese Wirkung bewusst ist, sei dahingestellt. Auf jeden Fall ist dies ein Beleg dafür, wie vorsichtig bei der Ausstattung des Wartezimmers vorgegangen werden muss, um nicht intendierte Schlussfolgerungen auf Patientenseite zu vermeiden. Und gerade wenn es um depressive Menschen geht, muss mit noch größerer Aufmerksamkeit und Bedacht vorgegangen werden. In einer geschlossenen Psychiatrie warteten in einem Aufenthaltsraum mehrere suizidgefährdete Patienten und Patientinnen auf den Start ihrer Therapie. Direkt daneben war das Dienstzimmer. Weil die Wände in diesem Teil der Einrichtung sehr dünn waren und das Dienstpersonal hier sensible Informationen über die zu Behandelnden besprach und auch deren geheime Daten wie Krankheitsverläufe und Therapiestrategien Thema waren, lief nebenan im Aufenthaltsraum unentwegt und sicher lauter als in manch anderer Klinik das Radio. Plötzlich kam dort von der Band Kraftklub das Lied »Fenster«. Und sämtliche Pflegerinnen stürzten von der Musik aufgeschreckt aus dem Dienstzimmer und liefen in den Nebenraum zu den suizidgefährdeten Patienten, die dem Refrain des Songs lauschten: »Spring aus dem Fenster für mich, spring aus dem Fenster für mich!« Nicht gerade eine geeignete Phrase für die geschlossene Psychiatrie. So kann auch ein vermeintlich harmloser Radiosender mit seinem Nachmittagsprogramm für ordentlich Stress in der Klinik sorgen.

Mitarbeitende im Gesundheitswesen haben es also echt schwer, eine passende Einrichtung und Ausstattung für ihre Heilungsstätte zu finden. Und sie können viel falsch machen. Doch wenn Kranke gar nicht lange im Wartezimmer verweilen müssten, würde sich die komplizierte Auswahl der Bilder- und Pflanzenschau, die Wahl des richtigen Radiosenders oder das Dekorieren mit Knochen erübrigen. Das nur als kleiner Denkanstoß zwischendurch.

Aber selbst Ärzte, die in puncto Wartezimmer alles richtig gemacht haben, sind nicht auf der sicheren Seite. Denn was nützt der perfekte Aufenthaltsort für Patientinnen, wenn draußen vor der Praxis das Chaos tobt und drinnen für Verunsicherung sorgt? Bei meinem Zahnarzt in Hamburg war einmal direkt vor dem Fenster des Wartezimmers eine Baustelle, weil Rohre unter dem Bürgersteig saniert werden mussten. Ein Bauarbeiter betätigte unentwegt einen lärmenden, gigantischen Bohrer, der die Gehwegplatten zerkleinerte. Die blassen Gesichter der Wurzelbehandlungsaspiranten wurden noch bleicher. In ihren Augen spiegelte sich das blanke Entsetzen und der bohrende Sound der Zerstörung orchestrierte in ihrer Fantasie den kommenden Verlauf der Behandlung im Mund- und Rachenraum. Hass und Verachtung spürte ich von allen Seiten, als mich die Assistentin lediglich zur professionellen Zahnreinigung aufrief.

Ohne Baustelle und mit viel mehr Fröhlichkeit begann eine Mitarbeiterin einer orthopädischen Praxis in Essen ihre Schicht. Sie freute sich darauf, den nächsten Patienten in das Behandlungszimmer zu führen. Es war ihr Vater, der eine Therapie beginnen wollte. Munter ging sie ins Wartezimmer, rief ihren Vater auf, und als dieser aufstand und zu ihr ging, begrüßte sie ihren Papi mit einem Kuss auf den Mund. Ein anderer Patient schaute verblüfft zu, erhob sich und sagte: »Entschuldigung, ich möchte auch so begrüßt werden. Was hat der denn für einen Versicherungstarif?«

Auch in Erlangen beim Augenarzt war die Stimmung eher heiter. Volle Hütte, jeder Platz besetzt und sämtliche Winkel des Raumes wurden von Wartenden beglotzt – bloß nicht den Blick eines Sitznachbarn streifen. In dem Moment, in dem jeder und jede aktiv versuchte, nicht aufzufallen und vor sich hinzustieren, kam die medizinische Fachangestellte und beendete die Stille. Sie rief, ohne mit der Wimper zu zucken, ärztlich seriös: »Frau Bitch, bitte.« Ende der Ruhe. Lautes Lachen. Und alle Blicke auf sie gerichtet. Auf eine junge Patientin, die sich vor lauter Lachen nicht mehr einkriegte. Dass sie nun alle anschauten, triggerte ihren Lachanfall nur noch mehr. Als dann direkt neben ihr Frau Bitch aufstand und sie seltsam musterte, verstärkte sich das laute Prusten weiter. Frau Bitch verließ irritiert das Wartezimmer und noch Minuten später war die gelegentlich aufbrandende Freude weiterhin zu hören. Wahrscheinlich wird Frau Bitch auch eher Bitsch geschrieben. Damit der Wortwitz hier schriftlich funktioniert, musste ich etwas schlampiger sein.

Wasserrettung

Verräterisches Steuerrad

Die Meldung »Bootsexplosion« hat genug Wumms, um selbst einem erfahrenen Helfer der DLRG (Deutsche Lebens-Rettungs-Gesellschaft) ordentlich die Pumpe gehen zu lassen. Vor seinem geistigen Auge sah der mitten in der Nacht alarmierte Einsatzleiter schon umherfliegende Bootsteile, Opfer mit schweren Verbrennungen oder gar Tote und brachte sofort das ganz große Programm inklusive Wasserschutzpolizei, Feuerwehr und mehreren Booten und Einsatztauchern der DLRG ins Rollen.

Umso größer war die Überraschung, als die Verunfallten kurze Zeit später meldeten, es hätte sich alles erledigt und Hilfe würde nicht mehr gebraucht. Was blieb, war Erleichterung und ein großes Fragezeichen im Kopf des Einsatzleiters, der dem unverhofften Frieden nicht ganz traute. Mit einem Kollegen machte er sich also trotzdem auf zum Unfall-oder-doch-nicht-Unfall-Ort und fand dort zwei junge Männer vor. Eine Monsterwelle hätte ihr Motorboot zum Kentern gebracht, das nun irgendwo in den Weiten des Bodensees vor sich hintreibe, behaupteten sie. Nun sind Monsterwellen im Bodensee eher selten, vor allem wenn, wie in dieser Nacht, vollkommene Windstille herrscht. Doch so hanebüchen die Geschichte war – die Männer mussten medizinisch versorgt und das wie auch immer gekenterte Motorboot gefunden werden. Austretende Flüssigkeiten wie Treibstoff gelten als Umweltgefahr. Zudem können andere Schiffe mit dem unter der Wasseroberfläche treibenden Boot kollidieren und ebenfalls Schaden nehmen.

Also wurden die zuvor gecancelten Einsatzkräfte von Feuerwehr, Wasserschutzpolizei und DLRG erneut aktiviert und meldeten sich schon bald mit einem Funkspruch, den der in die Zentrale zurückgekehrte Einsatzleiter vor lauter Lachen kaum verstehen konnte. Das Boot sei gefunden, so viel begriff er. Mit brennenden Lichtern unter Wasser und in inniger Umarmung mit einem Seezeichen, das im 45-Grad-Winkel über der Wasseroberfläche hing. Seezeichen dienen in der Schifffahrt als Navigationshilfe. In Konstanz bestehen sie in Ufernähe aus 12 Meter langen Baumstämmen mit einem Durchmesser von 50 Zentimetern, die 6 Meter tief im Boden stecken. Ungünstig, wenn man da, wie die zwei jungen Männer, frontal und mit einer Geschwindigkeit von 70 km/h draufbrettert.

Total besoffen waren die beiden gewesen, die vor ihrem Crash laut Augenzeugen nur mit Müh und Not die Hafenausfahrt angepeilt hatten. Da auf dem Wasser die gleiche Promillegrenze gilt wie im Straßenverkehr, interessierte sich die Polizei nun noch für die Frage, wer von beiden das frisch renovierte und durchaus schicke Mahagoni-Boot mit 8-Zylinder-Motor so präzise um das Seezeichen gewickelt hatte. Wie in solchen Fällen üblich, beschuldigte jeder den anderen. Am Ende konnte der Fahrer aber leicht und unleugbar überführt werden – anhand des Steuerrads, dessen Duplikat sich in Form eines riesigen Hämatoms auf seinem Oberkörper abzeichnete.

Dreifach doof

Ein paar Dinge sollte man bei Erwachsenen einfach voraussetzen können. Zum Beispiel, dass der Merksatz »Erst die Hose, dann die Schuhe!« bekannt ist, und eigentlich auch, dass nur baden gehen sollte, wer schwimmen kann. »No risk, no fun« dachte sich diesbezüglich wohl ein Pärchen, dass sich für seinen Urlaub ausgerechnet einen See ausgesucht hatte, der an seiner tiefsten Stelle stolze 254 Meter tief ist.

Zwei bis drei Wochen wollten sie in Konstanz am Bodensee verbringen und das kühle Nass maximal auskosten. In ihren Augen waren sie bei ihrem ersten Trip auch top ausgerüstet: mit einem Badetier in Form eines Orcas.

Paddelnderweise machte sich das Pärchen auf dem Orca sitzend also auf und steuerte ein rund 150 Meter vom Strandbad entferntes Floß an. Und während die beiden sich wahrscheinlich so majestätisch fühlten wie die *Game-of-Thrones*-Charaktere Jon Snow und Daenerys Targaryen bei ihrem Drachenritt über Westeros, erregten sie in Wahrheit schon die Aufmerksamkeit der freiwilligen Helfer der DLRG. Derart ungelenk sah das planschende Duo aus, dass es für das geübte Auge nur eine Frage der Zeit war, bis aus dem anfänglichen Spaß Ernst wurde. Es dauerte dann auch gar nicht lange und es plumpste erst der eine und direkt danach die andere vom Meerestier, das für sie im Wasser so schwer wieder zu erklimmen war wie ein Hochseeboot ohne Leiter. Unmöglich. Als die Rettungskräfte das Paar erreichten, befanden sich gerade noch ihre Nasenspitzen über dem Seespiegel. Viel mehr als die Angst vor dem Ertrinken hatte jedoch ein anderes Gefühl die Geretteten im Griff: pure Überraschung darüber, dass sie vor ihrem Aufbruch am Strand niemand gewarnt hatte. Dass der Bodensee nicht nichtschwimmertauglich ist etwa und dass man wirklich schwimmen muss, wenn man mit den Zehenspitzen nicht mehr auf den Boden kommt.

Eine durchaus schräge Situation für die Wasserretter, die sich schon bald an den Filmklassiker *Und täglich grüßt das Murmeltier* erinnert fühlten, in dem Bill Murray immer und immer wieder von Neuem den Murmeltiertag durchlebt. Denn bereits kurze Zeit später trafen die Rettungsspezialisten wieder auf das Planlos-Paar. Mit knallroten Köpfen japsten sie dieses Mal vor sich hin, weil sie sich stundenlang in der sengenden Sommerhitze aufgehalten hatten. Ohne Sonnencreme, ohne Sonnenschirm, ohne Käppi oder Sonnenhut, ohne zwischendurch den Schatten aufzusuchen, hatten sich beide einen Sonnenstich eingefangen. Und wieder bemängelten die

Erwachsenen, nicht auf die Gefahren des so fiese strahlenden Himmelskörpers hingewiesen worden zu sein.

Kein Wunder, dass einem Lebensretter, der das Duo bei beiden Einsätzen erlebt hatte, ganz blümerant zumute wurde, als er ihrer erneut ansichtig wurde. Doch dieses Mal schien alles anders zu sein! Anstatt auf einem Schwimmtier saßen sie in einem aufblasbaren Paddelboot und hatten auf ihrem Weg auf den See hinaus tatsächlich Schwimmwesten an. Schon frohlockte der DLRG-Retter ob dieser Weit- und Einsicht, doch zu früh gefreut. Dass der Wind, der sie so schön schnell auf den See getrieben hatte, den Rückweg erschweren könnte, war wiederum ein nie gedachtes Novum. Immer weiter und weiter trieben die Urlauber in ihren Schwimmwesten und mit den Paddeln in den kraftlosen Armen auf den 63 Kilometer langen und 14 Kilometer breiten See hinaus, bis sich die DLRG -Retter ihrer erneut erbarmten und sie mit einem Boot an Land brachten. Dem Darwinismus ein Schnippchen schlagen, so nennt man das wohl.

X und Y

Hier gibt es nichts zu lachen

Okay, bei den letzten beiden Kapiteln mit V und W habe ich bereits etwas getrickst, damit wir mit den medizinischen Berufsbezeichnungen weiter alphabetisch vorgehen können. Bei X und Y ist jedoch endgültig Schluss. Natürlich hätten bei X die Seenotretter ihren Platz finden können, denn die Wellenbezwinger sind bei ihren Einsätzen rund um die Uhr und bei jedem Wetter mitunter extremen rettungsdienstlichen Bedingungen ausgesetzt: Das ist äußerst x-trem. Gehörlose Kinder, die mit Implantaten wieder Geräusche wahrnehmen können, werden von Musiktherapeutinnen vorsichtig mit Xylofon-Klängen darauf vorbereitet. An dieser Stelle grüße ich auch ganz lieb alle Mitarbeiterinnen im Gesundheitswesen, die Xenia heißen. Bestimmt gäbe es für Y von lustigen Yoga-Unfällen oder Verrenkungen zu berichten. Tropische Medizinmänner schwören außerdem auf die heilenden Kräfte der Yamswurzel, die seit einiger Zeit in Deutschland zum Trendfood gehört, weil sie schnell satt machen soll und so angeblich beim Abnehmen helfen kann. In Arztpraxen ist zudem eine beliebte Wartezimmerpflanze die Yucca-Palme, weil sie wenig Pflege braucht – und es gibt bestimmt ein paar Menschen, die dort versehentlich an den faserigen Stämmen hängen geblieben sind. Es wäre ebenso durchaus möglich, diese beiden lästigen und seltenen Buchstaben in einem Kapitel zusammenzufügen, in dem wir uns anschauen, was so im Labor schiefläuft, wenn Forscherinnen versehentlich Reagenzgläser mit männlichen X- und Y-Chromosomen verschütten. ABER: Nein!

Ich möchte hier niemandem ein X für ein U (oder eher Y) vormachen. Sparen wir uns lieber diese beiden Buchstaben und nutzen dafür den neuen Platz viel sinnvoller. Mit Ihren Geschichten! Liebe Leserin, lieber Leser, das ist Ihre Chance, selbst bei »NotAufnahme – Die lustigsten Patientengeschichten« mitzuwirken. Holen Sie sich jetzt bitte einen Stift und überlegen Sie, was Ihnen schon einmal Humorvolles im Krankenhaus oder der Arztpraxis passiert ist. Vielleicht gab es ja zu Hause oder bei der Arbeit ein peinliches Krankheitserlebnis. Wir können auch den Spieß umdrehen und Sie berichten von kuriosen Erfahrungen mit Mitarbeitenden aus dem Gesundheitswesen. Es muss ja nicht immer gleich das falsche Bein amputiert worden sein ... Aber warum der Stift? Mit dem schreiben Sie Ihre Geschichten auf den folgenden zwei freien Seiten auf (bitte keine Doktor-Sauklaue). Anschließend einfach mit dem Smartphone ein Foto davon machen und mit Ihrer Handynummer via E-Mail an notaufnahme@podever.de schicken. Und dann ist demnächst vielleicht Ihre Geschichte im Podcast zu hören. Die »NotAufnahme«-Redaktion ist schon ganz gespannt. Viel Freude beim Schreiben!

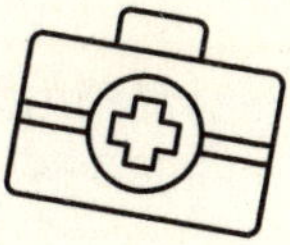

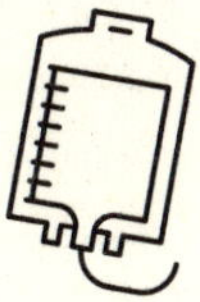

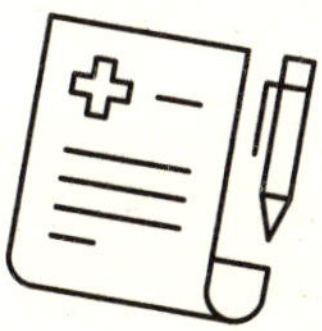

Meine lustigste Patientengeschichte:

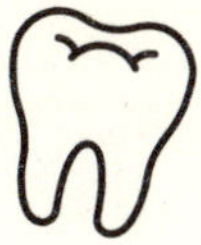

Zahnmedizin

Ein Abdruck hinterlässt einen tiefen Eindruck

Wer als Kind eine Zahnspange hatte oder jemals einer Brücke bedurfte, wird sich an die quälende Prozedur im Vorfeld erinnern: Man bekommt einen riesigen metallenen Löffel in den Mund geschoben. Der Kiefer wird unangenehm gedehnt, für die Zunge bleibt kaum Platz, das Schlucken der eigenen Spucke wird fast unmöglich, an Sprechen ist gar nicht zu denken und es dauert eine gefühlte Ewigkeit, bis die zähe, kalte Masse endlich hart ist und unter Anwendung roher Gewalt wieder entfernt werden kann. Beim Herausnehmen wirkt es so, als würde zusammen mit der malträtierenden Masse auch jeder Zahn gezogen werden und für immer den Mund verlassen. Locker ein bis zwei Nummern größer kommt einem der Mund danach vor, der eigene Speichel schmeckt minutenlang nicht und das einzig Gute daran ist, dass nach kurzer Zeit alles wieder vorbei ist. Normalerweise zumindest ...

Eine betagte Dame erlebte das nämlich ganz anders. Als ihre Zahnärztin den Abdrucklöffel wieder heraushebeln wollte, tat sich genau nichts. Keinen Millimeter ließ dieser sich von der Zahnreihe entfernen. Das in Stein gefangene Schwert Excalibur ist nichts dagegen. Nach und nach versuchten sich sämtliche Mitarbeiter und Mitarbeiterinnen der Zahnarztpraxis an dem Löffel und hingen beinahe auf dem Schoß der Patientin, um die volle Hebelwirkung zu entfalten. Doch nichts. Die Frau wollte den Löffel nicht abgeben. Sie konnte es nicht. Die Abdruckmasse hatte sich in einem Spalt zwischen einem Zahn und einer alten Brücke festgesetzt.

Als wahnsinnig unangenehm empfand das Ganze aber nicht etwa die betroffene Dame, sondern vielmehr die Zahnärztin mitsamt ihrem Team. Alle standen ganz schön unter Druck.

»Alles gut!«, »Immer mit der Ruhe!« und »Das wird schon!« schrieb die Patientin daraufhin auf einen Block, der ihr als einzige Kommunikationsmöglichkeit zur Verfügung stand. Vielleicht dachte sie ja: »Ihr Trottel!« oder »Ich hasse euch!« – notiert hat sie jedenfalls nur aufmunternde Worte. Sie blieb ganz die Ruhe selbst und suchte mit ihrer Maulsperre zwischendurch sogar mal die Toilette auf. Ob sie dort heimlich auf ihrem Handy um Hilfe oder um ein Sondereinsatzkommando bat, ist nicht bekannt.

Letztendlich musste die behandelnde Zahnärztin zu schwererem Gerät greifen und den widerspenstigen Löffel in mehrere Stücke fräsen, die dann einzeln entfernt werden konnten. Rund eineinhalb Stunden nach Behandlungsbeginn war die leidensfähige Patientin endlich frei und konterte die ausschweifenden Entschuldigungen denkbar abgebrüht: Der Zweite Weltkrieg sei viel schlimmer gewesen. Und so hatte sie auch tatsächlich keine Scheu, sich direkt nach der Maulsperre einen weiteren Löffel in den Mund schieben zu lassen. Denn die Zahnärztin brauchte ja noch immer einen Abdruck für die neue Brücke.

Die Russen kommen

Etwa 90 Prozent der Menschen haben Angst davor, zum Zahnarzt zu gehen. Die folgenden Zeilen könnten diese Zahl erhöhen ... Entzündung des Kieferknochens, gekrümmte Wurzelkanäle oder Zahnstein entfernen, wenn bereits diese Aufzählung Ihre gesamte Knabberleiste zum Zittern bringt, dann sollten Sie dieses Kapitel besser überspringen und die Dentalphobie behandeln lassen.

Die Endodontologie ist die Lehre vom Zahninneren und beschäftigt sich mit den dort zusammenhängenden Strukturen, zum Beispiel dem Gewebe. Kurz gesagt ist es ein Teilbereich der Zahnerhaltung.

Meist ist die Endodontologie die einzige Therapie, die einen stark zerstörten Zahn noch retten kann. Wurzelbehandlungen sind hier so normal wie das Gekreische in einer Achterbahn. Nur sind die lauten Rufe im Rausch der Geschwindigkeit in dem Fahrgeschäft Ausdruck purer Unterhaltung. Ohne Betäubung würde mancher Wurzelbehandlungs-Pechvogel im Behandlungsstuhl sicher vor Schmerz auch mehrere Loopings drehen – zum Glück arbeiten Endodontologen und Endodontologinnen meistens mit sehr viel Feingefühl. Und Narkose. Es kommt immer mal wieder vor, dass Menschen dieser Fachrichtung die Fehler von Zahnärzten und Zahnärztinnen geraderücken müssen. Da wird versehentlich an der falschen Stelle gebohrt, der Zahn wird perforiert oder Feilen brechen im Wurzelkanal ab (immerhin liegt je nach Studie die Inzidenz bei circa 6 Prozent aller Behandlungen). Eine Patientin nahm den Behandlungsfehler mit Humor. Als ihr mitgeteilt wurde, dass leider eine Feile im Inneren ihres Zahnes stecken geblieben sei, sagte sie: »Na dann ist mit dieser Feile in meinem Zahn mein Knastausbruch schon mal gesichert.«

Nach dem Behandlungsfehler des Zahnarztes zur Endodontologin überwiesen werden, das ist dann ungefähr so, als würde man sich beim Achterbahnfahren nach dem zweiten Looping gerade an die Höllenfahrt gewöhnen – und dann kommt eine schreckliche Schraube ... immer wieder etwas neues Fieses ... Es lohnt sich jedoch, den Endodontologen ranzulassen, der unbedingt den Zahn retten will und nicht möchte, dass dieser gezogen wird. Wie sagte doch ein Mann dieser Fachrichtung: »Der eigene Zahn ist das bessere Implantat. Und wenn ich gut arbeite, muss der Chirurg oder Implantologe länger auf den Zweit-Porsche warten.«

Bei den meisten Menschen löst das Wort »Wurzelbehandlung« direkt Fluchtreflexe aus. Ein älterer Mann wollte diese jedoch unbedingt freiwillig an einem eigentlich gesunden oberen Backenzahn, suchte einen Endodontologen in Niedersachsen auf und rief immer wieder: »Da muss was raus! Da muss was raus!« Der Alles-muss-raus-Arzt war durchaus bereit, sich in das Innere des Zahnes vorzubohren, fand jedoch vorab beim Begutachten des Beißerchens keinen Fremdkörper und war irritiert. Der Mann zwinkerte dem verblüfften Mediziner zu und sagte im verschwörerischen Flüsterton: »Da is 'n Sender drin. KGB! Sie wissen schon ...«

Nun wissen wir spätestens seit dem Angriffskrieg auf die Ukraine, dass die russische Führung bereit ist, ihre Soldaten in andere Länder zu schicken. Den KGB gibt es zwar gar nicht mehr, aber seinem Nachfolge-Geheimdienst FSB werden Desinformationskampagnen nachgesagt. Cyberattacken in verschiedenen Ländern sollen für eine prorussische Stimmung sorgen oder wichtige Infrastruktur hacken und lahmlegen. Das Abhören in Mündern alter Menschen steht bisher allerdings nicht auf der Agenten-Agenda. Jedoch kann es durchaus sein, dass Internet-Trolle in Deutschland andere Wege gehen müssen, weil dieses Land mit der Digitalisierung echt einen Zahn zulegen müsste ... Doch selbst wenn im deutschen Backenzahn spioniert werden würde, wäre es nicht besonders klug, darüber mit dem Endodontologen zu *sprechen*. Vielleicht hätte der Patient mit seinen Abhör-Wahnvorstellungen besser alles auf einen Zettel geschrieben, damit DIE DA OBEN im Mund nicht mithören können. Aus medizinischer Sicht war die Behandlung auf jeden Fall nicht gerechtfertigt und darum wurde der Eingriff verweigert – das vermeintliche KGB-Werkzeug blieb im Mund. Daraufhin wurde der enttäuschte Wurzelbehandlungsbittsteller in der niedersächsischen Praxis nie wieder gesehen. Womöglich wurde er vom KGB entführt ...

Einen Zahn zulegen (oder vier)

Wenn es um die Profession der Zahnärzte geht, begegnet man häufig gängigen Klischees – kurze Sprechstunde, ständig auf dem Golfplatz, vor der Praxis parkt der Zweit-Porsche ... Ob die Wahrheit damit stets abgebildet ist, sei dahingestellt, auf jeden Fall habe ich als Jugendlicher tatsächlich einmal so einen Zahnarzt getroffen. Er war Kieferchirurg und seine Behandlungsvilla lag direkt an der Alster in einem der wohlhabendsten Hamburger Stadtteile. Schon beim Betreten der Marmortreppe und kurz vor dem Herunterdrücken des bronzefarbenen Türgriffes setzten bei Patienten der gesetzlichen Krankenversicherung sicher Schluckbeschwerden ein – ganz ohne Speichelsauger im Mund und bereits vor der eigentlichen Behandlung. Im Wartezimmer wartete man dann nicht, man bewunderte Porträts des Meisters bei der Arbeit. Wer als Lektüre ein Nachrichtenmagazin oder Naturheft lesen wollte, bevor die Zahn-Folter einen Raum weiter begann, der suchte vergebens. Auf dem blank geputzten Tisch lagen verschiedene Magazine mit Segelschiffen und Yachten. Ich kam als lausiger Kassenpatient mit Überweisung meines Kieferorthopäden, der lieber seinen Kollegen an meine jugendlichen Weisheitszähne ranlassen wollte. Die dicken Brocken in meinen Backen mussten schleunigst raus, denn sie verschoben meine gerade mit einer Spange mühevoll gerichteten anderen Zähne. Während Kieferorthopäden die Künstler sind, welche mit Zahnspangen die krumme Kauleiste gerade biegen, sind Kieferchirurgen die Spezialisten für Mund-Operationen und können auch wahre Gesichtsgenies sein – mit plastischer Chirurgie verschaffen sie auf Wunsch gleich ein besseres Äußeres. Ich bin mir sicher, dass in dieser Praxis-Garage auch noch der Dritt-Porsche stand.

Ich hatte nun also eine totale Abriss-OP vor mir. Danach wäre mein Mund jedoch metallfrei und ich der spangenbedingten Klammer-Qual endgültig entkommen. Heutzutage sind Zahnspangen übrigens nicht unbedingt aus Metall. Sie können auch aus Keramik, Kunststoff oder Gold bestehen. Hätte mein Dr. Protz damals schon diese Alternativen gehabt, aus den Kindermündern eines ganzen Hamburger Stadtteils würde es golden leuchten … Aber genau genommen hatte er ja nichts mit dem Draht zwischen den Lippen zu tun, sondern war für das Zähnezerkloppen zuständig. Und das musste nun sein. Ich wollte ja nicht, dass mein hartes Jahr mit Außenbogen umsonst gewesen war. Dieser schreckliche sogenannte Headgear sah aus wie ein Pferdegeschirr. Aus dem Mund ragten an Zähnen befestigte Metallteile, an denen außen bei den Mundwinkeln kleine Gummibänder befestigt waren. Diese Zugbänder machten ihrem Namen alle Ehre, denn sie hielten straff gespannt zwei Außenarme fest, die wiederum durch eine Kopfhaube abgestützt wurden. Dadurch wurde permanent Kraft auf den Kiefer übertragen und die oberen Zähne dabei nach hinten gezogen. Außerdem gab es so mit der Zeit mehr Platz im Kiefer für die zu eng aneinander gewachsenen Frontzähne. Wer dieses unangenehm ziehende Geschirr ein Jahr eisern, oder treffender gesagt: metallen ertrug, der ersparte sich jahrelange feste Klammern. Nachteil: Man sah aus wie Hannibal Lecter mit absolutem Beißverbot. Die Hälfte des Tages musste das Ding im Gesicht bleiben. Und so verhinderte es zuverlässig den ersten Teenager-Kuss ... Alle, die jemals so einen Außenbügel anlegen mussten, kennen dieses grausame Gefühl, wenn versehentlich beim Abnehmen der Gummis auf einer Seite so ein Teil wegrutschte und das zweite gespannt blieb. Ein Fisch, der am Angelhaken hängt, hat wohl weniger Schmerzen. Ich hatte durch die Außenspange zwar meinen ausgeprägten Überbiss verloren, allerdings auch meine Würde. Heutzutage muss kein Jugendlicher mehr so ein Monsterding am Kopf tragen. Außer der Kieferchirurg hasst seinen jungen Patienten.

Zurück nach Hamburg zum Dental-Doc. Der war in seinem großzügigen Behandlungsraum natürlich nicht allein. Um ihn herum hüpften mehrere Medizinische Fachangestellte, die ihm bei seiner Arbeit assistierten. Die jungen Damen hatten alle als Berufsklamotten schneeweiße Röcke an, in sehr, sehr, sehr kurz. Selbst im klischeehaftesten Porno würden Kritiker so ein Outfit als zu unrealistisch anmahnen (gibt es eigentlich Filmkritiker bei Pornos?!). Deshalb musste mich beim OP-Start niemand auffordern, meinen Mund zu öffnen – als Teenager hatte ich noch nie so nah so viel nacktes Bein gesehen. Überhaupt hatte ich in dieser Zeit keine Begegnungen mit dem anderen Geschlecht – liebe Grüße an den Außenbügel! Nachdem mir gefühlt eine 100 Meter lange Betäubungsnadel in den Gaumen gerammt worden war, begann wenig später die Entrümplung meiner Weisheitszähne im hinteren Teil meines Mundes. Die »Achter« machen bei sämtlichen Menschen Probleme. Sie sind wie ungeladene Gäste bei einer Party: Es gibt für sie eigentlich keinen Platz und darum nerven sie im Kiefer. Manch einer bekommt gar kein zusätzliches Kauwerkzeug, viele haben im Laufe ihres Lebens vier weiße Störenfriede im Mund. Und dann gibt es tatsächlich ein paar arme Männer und Frauen, die acht Weisheitszähne in ihrer Schnute haben. Acht! Schon beim Rauswurf meiner vier ungebetenen Gäste war die Operation anstrengend und trotz Betäubung unangenehm. Es fühlte sich so an, als würde mein ganzes Gebiss zertrümmert werden. Diese Entfernungsprozedur dauerte auch echt lange. Ich wurde regelmäßig über die aktuelle Zeit informiert, weil sich beim Herumfuhrwerken die große goldene Uhr am Arzt-Arm ständig in Richtung meiner Augen schob. Wie viele Weisheitszähne mochten wohl in seiner 18-Karat-Uhr stecken? Und sorgte ich gerade dafür, dass demnächst auch die Zeiger gülden würden?

Die Tage nach dem Eingriff im Mund waren so mittel. Die zwei Schmerztabletten, welche mir für die bessere Genesung gönnerhaft mit nach Hause mitgegeben worden waren, schluckte ich bereits im Bus auf der Heimfahrt. Das Entfernen der massiven hinteren Zähne ist zwar eine Routine-Operation, jedoch kann dabei einiges Unangenehmes geschehen. So kann sich zum Beispiel die Wunde entzünden und die Entzündung dann im Kieferknochen ausbreiten. Beim Beseitigen der Beißerchen kann der Chirurg auch versehentlich Gefühlsnerven killen und ganze Gesichtsbereiche können dadurch für immer taub bleiben. Teilweise dauert es Wochen, bis die Wunde verheilt. So lange ist dort der gesamte Kiefer fragil und es besteht die Gefahr, dass dieser leicht bricht. Ich habe mehrere Tage nach der Mund-Metzelei noch Schmerztabletten genommen und hatte eine fette Schwellung in der Wange. Als bei mir dann vermeintlich alles verheilt war, ahnte ich nicht, dass ich wegen meiner Weisheitszähne für die nächsten zwölf Monate ein Kieferchirurgen-Abo abgeschlossen hatte und noch etliche Male bronzefarbene Türgriffe, Sportwagen vor dem Eingang und radikalkurze Röcke sehen würde. Meine Mundwunde entzündete sich nämlich ungefähr alle drei Wochen. Immer und immer wieder. Und immer und immer wieder musste dann meine Schwellung auf dem Zahnarztstuhl aufgeschnitten werden. Vermutlich hat sich bei der OP ein sehr kleiner Fremdkörper in die Wunde geschmuggelt, der auch beim mehrfachen Röntgen nicht gefunden werden konnte. Nach einem Jahr war dann urplötzlich der Spuk vorbei. Ich vermute mal, dass etwas Goldstaub von der Uhr in meinen Schlund gerieselt war ...

Und darum beende ich dieses Kapitel nun auch mit einem Zahnarzt-Klischee-Witz:

»Ein neuer Patient geht zum Kieferchirurgen. Der Arzt schaut in seinen Mund, dreht sich um und schreit plötzlich aufgeregt die Schwester an, sie solle ganz schnell ein Telefon holen. Die rennt los und wirft ihm das Handteil zu. Der Zahnklempner wählt hastig und ruft: ›Schaaaaatz! Du kannst den Urlaub 14 Tage länger buchen!!‹«

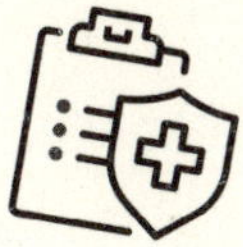

Register

Oh. Das war's schon mit *NotAufnahme – Die lustigsten Patientengeschichten* als Buch. Haben Sie Lust auf noch mehr humorvolle Storys aus dem Gesundheitswesen? Dann hören Sie am besten jetzt sämtliche Podcastfolgen – und die gibt es überall, wo's Podcast gibt. Wenn Sie die Audioserie verfolgen, werden Ihnen einige Geschichten in diesem Buch bekannt vorkommen. Viele Storys sind im Podcast jedoch bewusst viel kürzer, weil ein Medium, das nur für die Ohren bestimmt ist, anders unterhalten sollte als das Medium, das Sie gerade in Ihren Händen halten. Im Buch sind viele Ergänzungen hinzugekommen, weitere Drehs und ganz neue Recherchen. Vergleichen Sie gerne einmal. Im folgenden Register finden Sie zu jedem Kapitel den passenden Podcast:

Allgemeinmedizin

Ärztin auf der Reeperbahn

Anästhesie

Köln in Narkose *und* Nicht euer Ernst ... Berlin, München, Dortmund, Nürnberg, St. Ingbert und Tauberbischofsheim?!

Apotheke

So Pärchenzeug aus Meerbusch *und* Apotheken-Chaos in Cottbus

Aufwachraum

Spaß im Schockraum *und* Köln in Narkose *und* Nicht euer Ernst ... Berlin, München, Dortmund, Nürnberg, St. Ingbert und Tauberbischofsheim?!

Auslandseinsätze

Andere Länder, andere Patienten …

Bereitschaftsdienst

Allgäuer Ärzte Anekdoten *und* Jetzt wird's blutig, Stuttgart *und* Bescherung in der Notaufnahme

Chirurgie

Jetzt wird's blutig, Stuttgart

Dermatologie

HAUTsache Berlin

Ergotherapie

Lachen ist die beste Medizin, Heidelberg

Frauenheilkunde – Gynäkologie

Ganz schön intim, Wiesbaden

Geleaste Schwester und Pfleger auf Abruf

Köpenick Calling: Die geleaste Schwester

Hospiz

Zum Totlachen, Hamburg

Innere Medizin

Gute Besserung, Hamburg *und* Ärztin auf der Reeperbahn

Jagd-Ambulanz

Spritzige Geschichten aus Essen *und* Allgäuer Ärzte Anekdoten

Kinderärztin – Pädiatrie

Sehr kindisch, Mannheim *und* Wir werden das Kind schon schaukeln, Hessen

Luftrettung

Einsatz über den Wolken

Mannschaftsarzt

Doc Hollywood

Notaufnahme

Das ist doch krank, Berlin!

Notruf

Bei Anruf Humor: Notruf-Geschichten *und* Was tut da weh auf hoher See?!

Orthopädie

Spritzige Geschichten aus Essen

Pathologie

Allgäuer Anatomie Anekdoten

Physiotherapie

Jetzt legen wir uns hin, München *und* Hand drauf, Köln

Pneumologie

Ick gloob's nich', Berlin *und* Ableben und Ablachen – Geschichten über den Tod

Proktologie

Hosen runter, NRW! *und* Verrückte Weihnachten – Weihnachtsspecial Nr. 03

Quickies

Ärztin auf der Reeperbahn *und* Jetzt wird's blutig, Stuttgart! *und* Unnerum in NRW *und* Heitere Hypnose in Bad Tölz *und* Ganz schön intim, Wiesbaden

Rettungsdienst und Krankentransport

Einsatz über den Wolken

Schockraum

Ein Heim für Tiere in Hannover *und* Spaß im Schockraum

Schönheitschirurgie

Schnipp Schnapp, Düsseldorf

Tiermedizin

Ein Heim für Tiere in Hannover *und* Jedem Tierchen sein Pläsierchen

Toxikologie

Da kannst du Gift drauf nehmen, München

Urologie

Allgäuer Ärzte Anekdoten *und* Halbgötter in Weiß ... blaue Geschichten

Veranstaltungs-Arzt

Allgäuer Ärzte Anekdoten

Wartezimmer

Neues aus der Klapse *und* Spritzige Geschichten aus Essen *und* Machst du Witze ... Norderstedt, Rostock und Vorarlberg ...?!

Wasserrettung

Mit allen Wassern gewaschen am Bodensee

Zahnmedizin

So Pärchenzeug aus Meerbusch *und* Zähne zusammenbeißen, Niedersachsen!

Quellen

Vorwort

Wie viele Patienten hat ein Arzt am Tag?: *Das wird im Podcast »Not-Aufnahme – Die lustigsten Patientengeschichten« in der Folge »Allgäuer Ärzte Anekdoten« verraten.*

Anästhesie

Die Kirche ist schuld: *https://www.deutschlandfunk.de/geschichte-der-anaesthesie-operieren-zu-zeiten-luthers-100.html*

Bereitschaftsdienst

Über 60 Prozent der Patienten in der Notaufnahme sind keine Notfälle: *https://www.echo-online.de/lokales/nachrichten-rhein-neckar/mannheim-arztlicher-bereitschaftsdienst-vielen-nicht-bekannt_19995775*

In Deutschland gibt es keinen Facharzt für Notfallmedizin: *https://www.deutschlandfunk.de/notaufnahmen-viele-patienten-und-unerfahrene-aerzte-100.html*

Ergotherapie

Schizophrenie ist die zweithäufigste psychische Störung: *https://www.tagesspiegel.de/themen/gesundheit/psychiatrie-stimmen-im-kopf/3786524.html*

Hintergründe zur Ergotherapie: *https://www.apotheken-umschau.de/familie/entwicklung/kleinkind/ergotherapie-was-bringt-sie-kindern-wirklich-792079.html*

Innere Medizin

Was macht ein Internist: *https://www.internisten-im-netz.de/fachgebiete/innere-medizinder-internist.html*

Jagd-Ambulanz

Die Sozialversicherung für Landwirtschaft, Forsten und Gartenbau (VSG): https://www.wald.sachsen.de/UVV_Jagd.pdf

Aufgenagelte Sprossen sind nur an geneigt stehenden Leitern zulässig: *https://www.oejv-bayern.de/service-und-infos/aus-der-praxis/leiter-uv-v/#:~:text=%22Aufgenagelte%20Sprossen%20sind%20nur%20an,abrollen%20und%20den%20Nagel%20herausziehen.*

Notruf (Ärztlicher Bereitschaftsdienst)

Pilawa-Quiz legt Rettungsleitstelle See der DGzRS lahm: *https://www.welt.de/fernsehen/article10298406/Pilawa-Quiz-legt-Alarmruf-der-Seenotretter-lahm.html*

Orthopädie

Ärztestatistik: *https://www.bundesaerztekammer.de/baek/ueber-uns/aerztestatistik/aerztestatistik-2021/berufstaetige-aerztinnen-und-aerzte-2021*

https://aerztestellen.aerzteblatt.de/de/redaktion/facharzt-anerkennungen-2020-welche-fachrichtungen-sind-am-beliebtesten

Physiotherapie

Fachkräftemangel: *https://www.aerzteblatt.de/nachrichten/96563/Patienten-muessen-auf-Physiotherapietermin-lange-warten*

Viele Deutsche leiden an Rückenschmerzen: *https://www.aerzte-zeitung.de/Medizin/So-verbreitet-sind-Rueckenschmerzen-in-Deutschland-417886.html*

Rückenschmerzen durch Bewegungsmangel: *https://www.rnf.de/mediathek/video/hauptsache-gsund-folge-14-rueckengesundheit/*

Pupsen: *https://www.merkur.de/leben/gesundheit/fuerze-stinken-besonders-stark-bedeutung-ursache-grund-zr-8379784.html*

Tiermedizin

Klammerreflex: *(https://www.nabu.de/tiere-und-pflanzen/amphibien-und-reptilien/amphibien/artenportraets/14560.html#:~:text=%E2%80%9EDer%20Klammerreflex%20oder%20Erdkr%C3%B6tenm%C3%A4nnchen%20ist,Kirschey%20vom%20NABU%2DBundesfachausschuss%20Feldherpetologie*

Vierbeiner mit Silikonhoden: *https://www.badische-zeitung.de/silikonhoden-fuer-kastrierte-hunde-der-schoenheitswahn-wird-tierisch--60584874.html#:~:text=Silikonhoden%20f%C3%BCr%20kastrierte%20Hunde%3A%20Der%20Sch%C3%B6nheitswahn%20wird%20tierisch,-Von%20afp&text=Sch%C3%B6nheitsoperationen%20gibt%20es%20auch%20f%C3%BCr,den%20Anschein%20oder%20M%C3%A4nnlichkeit%20zur%C3%BCckgeben.*

Urologie

Candirú: Dennis DiClaudio »Der kleine Hypochonder« / Buch, Goldmann: *https://books.google.de/books/about/Der_kleine_Hypochonder.html?id=CAlVAAAACAAJ&redir_esc=y*

Es gibt zum Candirú viele weitere Quellen, z. B. *https://www.sueddeutsche.de/wissen/zehn-dinge-ueber-parasiten-1.182600 oder http://www.urologe-richter.de/content/lebenslust-tipps-fuer-die-eigene-gesundheit/77-gibt-es-den-penisfisch*

Frankfurter Rundschau: »Darum ist pinkeln unter der Dusche gesund für den Körper« vom 25.03.2021: *https://www.fr.de/ratgeber/gesundheit/pinkeln-unter-der-dusche-gesund-eklig-urin-vorteil-nachteil-koerper-haut-90260854.html#:~:text=Pinkeln%20unter%20der%20Dusche%3A%20Das,sieben%20Liter%20pro%20Toilettensp%C3%BClung%20sparen.*

Brasilianische Wanderspinne: *https://www.t-online.de/leben/familie/id_64994428/bananenspinne-armadeira-giftige-spinne-aus-der-bananenkiste.html)*

Was kann bei einem Biss dieser Wanderspinne geschehen: *https://theworldtraveler.com/lateinamerika/natur/tiere/die-gefaehrlichsten-tiere-suedamerikas*

Arzt Anoar Samad: *https://portalamazonia.com/noticias/urologista-anoar-samad-recebe-medalha-de-ouro-cidade-de-manaus*

Langanhaltende Erektionen: *https://www.ungezieferabwehr.de/index.php/component/content/article/221.html*

Danksagung

Vielen Dank an das Podever-Team: Jens Zielinski für sein Vertrauen und die große Unterstützung, seinen Mut bei neuen Entwicklungen und die jahrelange schöne Zusammenarbeit. Jasmine König für jede kreative Lösung, ihr mega macgyvern und ihre unfassbare Geduld. Lara Grillmayer, Jens Nimmerrichter und Sophia Holoch für eindrucksvolles Texten, ausgezeichnetes Projektmanagement und prima Ideen. Carina Schwarz und Tara Sharei für die perfekten Produktionen und alle Ralfi-Sonderwünsche. Helen Bender und Arina Sioridse für die beste PR und fabelhafte Ratschläge (Arina: Bowlfriends forever!). Horst Landenberger für jede technische Rettung am Computer. Fabian Hajnulin für hochwertige Videos. Vielen Dank an das riva-Team: Friederike Wanzner für den Glauben an unser gemeinsames Projekt und die vielen hilfreichen Tipps und Caroline Kazianka für ihr scharfes Auge. Viel Liebe an unsere Mamas und Papas. Und eine große Verbeugung an alle Mitarbeiter*innen im Gesundheitswesen, die im Podcast mitwirken. Ohne sie würde es »NotAufnahme – Die lustigsten Patientengeschichten« nicht geben.

Das Buch zum Podcast
»NotAufnahme – die lustigsten Patientengeschichten«

Ärzte, Ärztinnen und Mitarbeitende im Gesundheitswesen erleben jeden Tag lustige Geschichten mit ihren Patient*innen und erzählen diese im Podcast »NotAufnahme«, einem der beliebtesten Unterhaltungspodcasts in Deutschland: jeden Monat hören über 300.000 Hörer*innen zu. Mal gibt's Geschichten aus dem Allgäu oder von der Reeperbahn in Hamburg, Einsätze über den Wolken mit der Luftrettung in Friedrichshafen oder Storys von der Nord- und Ostsee mit der Seenotrettung, Zweibeiner und Vierbeiner werden behandelt, das merkwürdige Medikamenten-Abholen in der Apotheke wird begleitet und sogar der Tod kommt zum Schmunzeln im Hospiz vorbei: wenn irgendwo im Gesundheitswesen gelacht werden kann, ist »NotAufnahme« dabei.

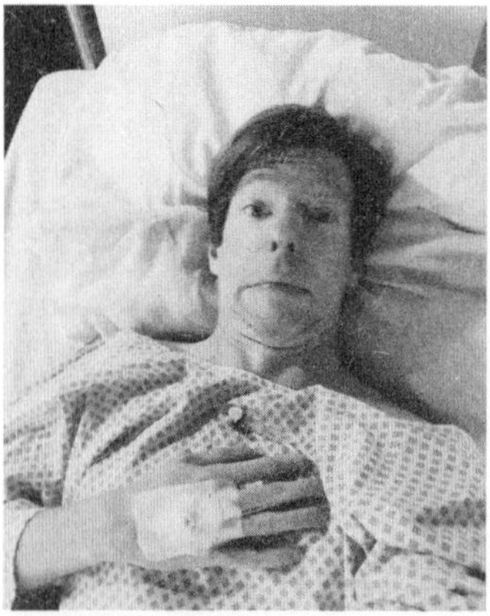

Ralf Podszus kurz vor der OP

Haben auch Sie schon eine lustige Geschichte in der Praxis oder im Krankenhaus erlebt – als Mediziner*in oder Patient*in? Dann gerne melden und erzählen: **notaufnahme@podever.de**.

Und natürlich reinhören:

»NotAufnahme – die lustigsten Patientengeschichten« gibt's überall, wo's Podcasts gibt.

Ausgezeichnete Unterhaltung :)

- Nummer EINS Comedy Interview Podcast in Deutschland und der Schweiz (Apple Podcasts)
- » Jahreshighlight 2020 « (Audio Now). » Bester Newcomer Podcast 2019 « (Apple Podcasts). » Das Beste 2019 « (Deezer).
- Hörtipp bei Amazon Music, Podimo, Castbox, Podbean, Apple Podcasts, Deezer, Audio Now, earliAudio u. v. m.